130 Recetas de Jugos Y Comidas Para La Enfermedad Renal:

Dele a Su Cuerpo Lo Que Necesita Para Recuperarse Rápida y Naturalmente

Por

Joe Correa CSN

DERECHOS DE AUTOR

Esta publicación está diseñada para proveer información precisa y autoritaria respecto al tema en cuestión. Es vendido con el entendimiento de que ni el autor ni el editor están envueltos en brindar consejo médico. Si éste fuese necesario, consultar con un doctor. Este libro es considerado una guía y no debería ser utilizado en ninguna forma perjudicial para su salud. Consulte con un médico antes de iniciar este plan nutricional para asegurarse que sea correcto para usted.

RECONOCIMIENTOS

Este libro está dedicado a mis amigos y familiares que han tenido una leve o grave enfermedad, para que puedan encontrar una solución y hacer los cambios necesarios en su vida.

130 Recetas de Jugos Y Comidas Para La Enfermedad Renal:

Dele a Su Cuerpo Lo Que Necesita Para Recuperarse Rápida y Naturalmente

Por

Joe Correa CSN

CONTENIDOS

Derechos de Autor

Reconocimientos

Acerca del Autor

Introducción

130 Recetas de Jugos Y Comidas Para La Enfermedad Renal: Dele a Su Cuerpo Lo Que Necesita Para Recuperarse Rápida y Naturalmente

Otros títulos de este autor

ACERCA DEL AUTOR

Luego de años de investigación, honestamente creo en los efectos positivos que una nutrición apropiada puede tener en el cuerpo y la mente. Mi conocimiento y experiencia me han ayudado a vivir más saludablemente a lo largo de los años y los cuales he compartido con familia y amigos. Cuanto más sepa acerca de comer y beber saludable, más pronto querrá cambiar su vida y sus hábitos alimenticios.

La nutrición es una parte clave en el proceso de estar saludable y vivir más, así que empiece ahora. El primer paso es el más importante y el más significativo.

INTRODUCCION

130 Recetas de Jugos Y Comidas Para La Enfermedad Renal: Dele a Su Cuerpo Lo Que Necesita Para Recuperarse Rápida y Naturalmente

Por Joe Correa CSN

Las causas principales de la enfermedad renal son la diabetes, presión arterial alta, infecciones del tracto urinario, exceso del uso de ciertas drogas, enfermedad heredada, y obviamente, una dieta poco saludable, basada en alimentos altamente procesados y repletos de químicos. Para mantener sus riñones saludables y prevenir complicaciones, usted necesita aprender a reconocer los primeros síntomas relacionados a la enfermedad renal. Estos síntomas incluyen el mal sueño, inflamación de tobillos, vómitos, debilidad general y falta de energía, falta de aliento y problemas urinarios. Todos estos síntomas deberían ser examinados por su médico para determinar la causa.

Como con cualquier otra condición médica, la enfermedad renal se relaciona con una dieta pobre y un estilo de vida poco saludable. Investigadores han descubierto numerosas relaciones entre la inflamación y ciertas comidas, que son capaces de prevenir condiciones crónicas y degenerativas.

Los alimentos como los pimientos, repollo, coliflor, ajo, manzanas, arándanos, frambuesas, cerezas y uvas, son ricos en antioxidantes, que pueden neutralizar los radicales libres y proteger el cuerpo. Estos alimentos son la base de una dieta saludable y beneficiosa para el riñón, y debería estar incluidos en sus comidas y jugos cada día.

Estas recetas de jugos y comidas deliciosas incluyen productos naturales para prevenir la enfermedad del riñón. Comience hoy y vea la diferencia que estas recetas harán en su vida.

130 RECETAS DE JUGOS Y COMIDAS PARA LA ENFERMEDAD RENAL: DELE A SU CUERPO LO QUE NECESITA PARA RECUPERARSE RÁPIDA Y NATURALMENTE

COMIDAS

1.   Yogurt con avena, manzana y miel, Con Jugo de naranja

Ingredientes:

- 125 g de yogurt natural

- 1 cucharada de avena instantánea

- 2 cucharadas de miel

- 1 manzana

- 2 naranjas

Procedimiento: Mezclar un yogurt natural con una cucharada de avena instantánea, dos cucharaditas de miel y manzana cortada en cubos. Para beber, prepara un jugo de naranja exprimiendo dos de ellas.

Factores Nutricionales: Energía 317 kcal, proteínas 14.7 g, grasas totales 2.6 g, colesterol 2.7 mg, carbohidratos 62 g, fibra 7.7 g y sodio 116 mg.

2.   Jugo de durazno y papaya, yogurt con manzana y avena

Ingredientes:

- 1/2 taza de durazno

- 1/2 taza de papaya

- 1/2 taza de agua

- 125 g of yogurt deslactosado

- 3 cucharadas de avena instantánea

- 1 manzana

Procedimiento: En la batidora, mezclar media taza de durazno y papaya con media taza de agua. Mezclar el yogurt deslactosado con tres cucharadas de avena instantánea y una manzana en cubos.

Factores Nutricionales: Energía 255 kcal, proteínas 14.9 g, grasas totales 2.2 g, colesterol 2.8 mg, carbohidratos 37.9 g, fibra 4.1 g y sodio 12.3 mg.

3.   Leche con Café, Ensalada de Frutas y Frutas Secas

Ingredientes:

- 1 vaso de leche deslactosada

- 2 cucharadas de café

- 1/2 naranja

- 1/2 manzana

- 5 pasas de uva

- 5 almendras

- 2 nueces

Procedimiento: Leche deslactosada mezclada con café. En un bowl, poner media naranja, media manzana, 5 pasas de uva, 5 almendras y dos nueces.

Factores Nutricionales: Energía 263 kcal, proteínas 9.5 g, grasas totales 10.2 g, colesterol 16 mg, carbohidratos 28.3 g, fibra 3.6 g y sodio 101 mg.

4. Té con leche deslactosada, pan de trigo integral y dos huevos revueltos

Ingredientes:

- 1/2 taza de té

- 1/2 taza de leche deslactosada

- 1 rebanada de pan integral

- 2 huevos

- aceite de oliva

Procedimiento: Servir una taza de té con leche deslactosada. Una rebanada de pan integral con dos huevos revueltos, hechos con aceite de oliva.

Factores Nutricionales: Energía 342 kcal, proteínas 21.5 g, grasas totales 8.9 g, colesterol 215.6 mg, carbohidratos 46.1 g, fibra 5.9 g y sodio 673 mg.

5. Compota de pera, leche deslactosada pan integral con queso.

Ingredientes:

- 1 kg of pera

- 1 rama de canela

- un poco de azúcar si es necesario

- 1 vaso de leche deslactosada

- 2 rebanadas de pan integral

- 3 rebanadas de queso

Procedimiento: Pelar las peras, cortarlas en 6 piezas y remover las semillas. Cocinar en agua hirviendo por 15 minutos con la rama de canela en ella. Puede agregar un poco de azúcar y dejar enfriar.

Servir un vaso de leche deslactosada con pan integral y tres fetas de queso.

Factores Nutricionales: Energía 429 kcal, proteínas 17.3 g, grasas totales 3.7 g, colesterol 8.1 mg, carbohidratos 85.5 g, fibra 8.6 g y sodio 563 mg.

6.   Leche Parish con panes tostado y queso

Ingredientes:

- 3 cucharadas de avena instantánea

- 1 manzana

- 1 banana

- 1 naranja

- 1/2 taza de leche deslactosada

- 2 rebanadas de pan tostado

- 3 rebanadas de queso

Procedimiento: Para la leche parish, mezclar tres cucharadas de avena instantánea con una manzana en cubos y una banana pisada. Agregar jugo de una naranja y media taza de leche deslactosada. Sirva con este plato panes tostados y queso.

Factores Nutricionales: Energía 321 kcal, proteínas 7.7 g, grasas totales 2.4 g, colesterol 0 mg, carbohidratos 67.9 g, fibra 8.7 g y sodio 191.6 mg.

7. Mandarina, leche deslactosada con café, panes tostados con huevos revueltos

Ingredientes:

- 3 mandarinas

- 1 taza de leche deslactosada

- 2 cucharadas de café

- 2 rebanadas de pan tostado

- 2 huevos

- aceite de oliva

Procedimiento: Tres mandarinas, una taza de leche deslactosada con café, dos rebanadas de pan tostado con huevos revueltos, hechos en aceite de oliva.

Factores Nutricionales: Energía 344 kcal, proteínas 15.9 g, grasas totales 8.2 g, colesterol 229 mg, carbohidratos 43.2 g, fibra 2.8 g y sodio 394 mg.

8. Melón, té con leche deslactosada, panes tostados con jalea baja en calorías

Ingredientes:

- 1 taza de melón cortado en cubos
- 1/2 taza de leche deslactosada
- 1/2 taza de té
- 2 panes tostados
- 3 rebanadas de queso
- 3 cucharadas de jalea baja en calorías

Procedimiento: Una taza de melón en cubos, una taza grande de leche deslactosada con té, dos panes tostados con queso y jalea baja en calorías.

Factores Nutricionales: Energía 242 kcal, proteínas 14.8 g, total at 3.6 g, colesterol 8.1 mg, carbohidratos 38.6 g, fibra 2.9 g y sodio 357.4 mg.

9. Yogurt con manzana y frutos secos

Ingredientes:

- 1 manzana

- 125 g de leche deslactosada

- 5 almendras

- 5 pasas de uva

- 5 nueces

Procedimiento: Pelar la manzana y cortar en cubos pequeños. Mezclar con yogurt deslactosado. Servir con 5 almendras, 5 pasas de uvas y 5 nueces.

Factores Nutricionales: Energía 264 kcal, proteínas 9.5 g, grasas totales 10.2 g, colesterol 16 mg, carbohidratos 29.1 g, fibra 3.3 g y sodio 101.2 mg.

10. Jugo de Kiwi, yogurt deslactosado y avena

Ingredientes:

- 3 kiwis

- 1/2 taza de agua

- 2 cucharadas de azúcar

- 125 g de yogurt deslactosado

- 2 cucharadas de avena

Procedimiento: Poner 3 kiwis en una batidora con media taza de agua, y agregar un poco de azúcar si es necesario. En otra taza, servir yogurt deslactosado con tres cucharadas de avena.

Factores Nutricionales: Energía 297 kcal, proteínas 13.4 g, grasas totales 1.7 g, colesterol 2.7 mg, carbohidratos 58.9 g, fibra 7.5 g y sodio 376 mg.

11.   Ciruelas, Leche con café, pan con palta

Ingredientes:

- 2 ciruelas

- 1 taza de leche deslactosada

- 2 cucharadas de café

- 2 rebanadas de pan blanco

- 1/2 palta

Procedimiento: Dos ciruelas, una taza de café con leche deslactosada, y dos rebanadas de pan blanco con media palta en rodajas. Si quiere, puede también aplastar la palta con un tenedor y hacer una salsa, para esparcir sobre el pan.

Factores Nutricionales: Energía 288 kcal, proteínas 16 g, grasas totales 3 g, colesterol 5 mg, carbohidratos 52.1 g, fibra 5.6 g y sodio 502 mg.

12.   Frutilla con Menta

Ingredientes:

- 1 taza de leche deslactosada

- 2 cucharadas de café

- 2 rebanadas de pan integral

- 2 cucharadas de gelatina baja en carbohidratos

- 1 taza de frutillas con hojas de menta

Procedimiento: Servir la leche con el café y verter la jalea sobre el pan. Cortar las frutillas y ponerlas en un bowl, verter menta encima.

Factores Nutricionales: Energía 30 kcal, proteínas 0 g, grasas totales 0g, colesterol 70.3 mg, carbohidratos 7 g, fibra 2 g y sodio 1 mg.

13. Ensalada Mixta (para seis personas)

Ingredientes:

- 1 lechuga cortada en tiras
- 1/2 taza de zanahorias cortada en juliana
- 1 tomate cortados en cubos pequeños
- 1/2 manojo de cebollines cortados

Aderezo:

- 1 taza de queso ricota
- 1 taza de yogurt natural (125 g)
- 1 manojo de cebollines
- Sal y pimienta

Vinagreta:

- 1/4 taza de aceite de oliva
- 1/4 taza de vinagre balsámico
- Sal y pimienta

Procedimiento: Para el aderezo, mezclar en una procesadora la ricota, yogurt, sal, pimienta y cebollines. En un bowl, mezclar todos los otros ingredientes de la ensalada, agregar la vinagreta y mezclar. Verter el aderezo por encima y decorar con cebollines.

Factores Nutricionales: Energía 56 kcal, proteínas 1.4 g, grasas totales 3.3 g, colesterol 54 mg, carbohidratos 6.5 g, fibra 2.1 g y sodio 134 mg.

14.   Bolas de Carne Rellenas (para 6 personas)

Ingredientes:

- 1/2 kg de carne molida
- 1/2 cebolla cortada en cubos pequeños
- Sal y pimienta
- 2 ½ taza de maíz
- 2 ½ taza de guisantes

Procedimiento:

Con unas pocas gotas de aceite de oliva, saltear las cebollas en una sartén, y luego mezclar con la carne molida, sal y pimienta. Formar bolas de carne con esta mezcla. Con la parte trasera de una cuchara, aplastar el centro de cada bola. En el espacio recientemente hecho, agregar el maíz, guisantes y unas gotas de aceite de oliva. Poner las bolas en el horno a fuego medio por ½ hora.

Factores Nutricionales: Energía 293 kcal, proteínas 25.4 g, grasas totales 6.5 g, colesterol 56.7 mg, carbohidratos 33.1 g, fibra 4.9 g y sodio 277 mg.

15.   Semáforo de helado (para 6 personas)

Ingredientes:

- 4 bananas

- 8 palos de helado

- 4 bolas de melón

- 4 bolas de durazno

- 4 bolas de sandía

Procedimiento: Cortar as bananas por la mitad. Insertar en cada una un palo de helado. Decorar con las bolas de fruta cortadas al medio, poniendo la sandía arriba, durazno en el medio, y melón abajo, pretendiendo ser un semáforo. Llevar al refrigerador por 1 hora.

Factores Nutricionales: Energía 102 kcal, proteínas 1.2 g, grasas totales 0.4 g, colesterol 0 mg, carbohidratos 17.8 gr y sodio 3 mg.

16. Formas pequeñas de harina de maíz (para 6 personas)

Ingredientes:

- 6 tazas de agua
- 1/2 taza de sal
- 2 tazas de harina de maíz
- 2 cucharadas de aceite de oliva

Salsa:

- 1 taza de leche deslactosada
- 1 cucharada de aceite
- 1 cucharada de harina
- 1/2 taza de salsa de tomate

Procedimiento: Poner el agua con sal en una olla hasta que hierva. Reducir el fuego y agregar la harina de maíz como lluvia. Mezclar constantemente con una cuchara de madera por un minuto. Agregar el aceite de oliva y mezclar. Verter la mezcla en una fuente de horno que haya sido rociada con aceite. Hacer plana la superficie con una espátula húmeda y dejar enfriar. Cortar con un cortador de galleas o un cuchillo en cuadrados de 2x2cm. Preparar la salsa blanca calentando la cucharada de aceite y agregando la harina. Dejar cocinar por 5 minutos. Agregar a la salsa la taza de leche hirviendo y mover constantemente así no se pega. Luego mezclarla con la salsa de tomate. Cocinar las formas de harina de maíz con la salsa encima en el horno, asegurándose de cubrir completamente la fuente del horno para no secar la comida.

Factores Nutricionales: Energía 241 kcal, proteínas 7.9 g, grasas totales 5.8 g, colesterol 6.5 mg, carbohidratos 40.7 g, fibra 5.9 g y sodio 342 mg.

17. Ensalada de Frijoles y Tomate (para 6 personas)

Ingredientes:

- 3 tomates medianos
- 2 tazas de frijoles verdes
- sal
- 2 cucharadas de aceite de oliva

Procedimiento: Pelar los tomates y cortarlos en cubos pequeños. Pelar los frijoles y cortarlos en juliana, hervirlos en poca agua y asegurarse de no cubrir la olla para que los frijoles mantengan su color. Mezclar y aderezar con aceite y sal.

Factores Nutricionales: Energía 53 kcal, proteínas 0.3 g, grasas totales 3.3 g, colesterol 0 mg, carbohidratos 4.6 g, fibra 0.6 g y sodio 339 mg.

18.   Mezcla de frutas y yogurt deslactosado (4 personas)

Ingredientes:

- 1 taza de melón

- 1 taza de mix frutal (durazno, manzana and sandía)

- 15 cerezas

- 1 yogurt

Procedimiento: Mezclar en un bowl el melón, la mezcla de frutas que ha sido cortada en rodajas, las cerezas y 1 yogurt. Servir en copas de postre pequeñas.

Factores Nutricionales: Energía 99 kcal, proteínas 4.1 g, grasas totales 0.9 g, colesterol 0.1 mg, carbohidratos 20.6 g, fibra 3.8 g y sodio 41.1 mg.

19. Crema de Coliflor (para 6 personas)

Ingredientes:

- 750 g de coliflor
- 1 taza de cebolla cortada en cubos pequeños
- 200 g of almendras
- 800 ml de consomé de pollo
- 3 cucharadas de aceite de oliva
- Sal y pimienta
- 2 cebollines

Procedimiento: Pelar las almendras y tostarlas en el horno por 5 minutos. Calentar el aceite en una olla, agregar la cebolla y dorarla. Luego agregar la coliflor y el consomé de pollo. Hervir todo junto y cubrirlo, por 25 minutos. Mezclar en la procesadora la sopa con las almendras, para obtener una crema, y poner de nuevo en la olla. Agregar sal y pimienta.

Factores Nutricionales: Energía 66 kcal, proteínas 2.77 g, grasas totales 3.7 g, colesterol 18.7 mg, carbohidratos 7 g, fibra 2.6 g y sodio 200 mg.

20.   Ensalada de mazorca (para 6 personas)

Ingredientes:

- 1 lechuga cortada en tiras

- 1 taza de tomates en cubos

- 1 taza de palta cortada en cubos

- 1 taza de granos de maíz cocidos

- 3 huevos cocidos (separar yema de la clara

- 2 filete de pollo cocido, cortado en cubos o pecho de pavo o lata de atún.

- 1/4 taza de vinagreta de vino

- 1/4 taza de yogurt natural

- 1/4 taza de leche

- sal

Procedimiento: Mezclar en la procesadora la vinagreta, leche, yogurt natural y sal. Poner este aderezo en todos los ingredientes por separado y ponerlos en una fuente redonda en capas, primero la lechuga, luego los tomates, palta, maíz y pollo. Poner los huevos encima de la torre. Para decorar, agregar un poco de aderezo encima. Puede también hacer torres individuales si lo desea.

Factores Nutricionales: Energía 189 kcal, proteínas 18.2 g, grasas totales 9.1 g, colesterol 70.3 mg, carbohidratos 10.4 g, fibra 4.8 g y sodio 332 mg.

21.   Ensalada del Fausto (para 10 personas)

Ingredientes:

- 2 tazas de tomates pelados cortados en cubos pequeños

- 2 tazas de palta en cubos pequeños

- 2 tazas de maíz

- 1/4 taza de aros de cebolla

- 2 cucharadas de perejil cortado finamente

- 2 cucharadas de cilantro cortado finamente

- 1 cucharada de sal

- 2 cucharadas de vinagreta

- 1 cucharada de jugo de limón

Aderezo:

- 3 cucharadas de vinagreta

- -9 cucharadas de aceite de oliva

- 1 cucharada de perejil cortado finamente

- 1 cucharada de mostaza

Procedimiento: Pelar los tomates y cortarlos, agregar 1

cucharada de sal, 2 cucharadas de vinagreta y poner todo en un colador para secar. Cocinar el maíz y agregar una cucharada de sal. Pelar y cortar la palta. En un bowl, poner 1 tomate cortado, y por encima una capa de palta y cebolla. Agregar sal. Cubrir todo con el maíz. Luego repetir el proceso y verter el aderezo encima, decorando con el perejil cortado.

Factores Nutricionales: Energía 134 kcal, proteínas 2.9 g, grasas totales 8.6 g, colesterol 15 mg, carbohidratos 15.3 g, fibra 7.3 g y sodio 216 mg.

22. Omelette de Atún (para dos personas)

Ingredientes:

- 1 lata de atún en agua

- 2 huevos

- Sal y aceite

Procedimiento: Separar la yema de la clara de los huevos, y batir la clara por dos minutos. Luego agregar las yemas y sal. Separar el atún del agua, y luego mezclarlo con los huevos. Calentar la sartén con aceite de oliva, y una vez caliente, verter la mezcla, distribuyendo uniformemente. Cocinar el Omelette por 5 minutos, darlo vuelta y cocinar por otros 5 minutos.

Factores Nutricionales: Energía 203 kcal, proteínas 24.2 g, grasas totales 9.9 g, colesterol 233.3 mg, carbohidratos 2 g, fibra 0 g y sodio 506 mg.

23. Ceviche de salmón y palta, y lechuga (para 6 personas)

Ingredientes:

- 3 tazas de salmón cortado en cubos
- 1 cebolla cortada estilo juliana
- aceite de oliva
- eneldo seco
- cebollines
- chile rojo o verde
- 1/4 cucharada de polvo de jengibre
- 1/4 taza de jugo de limón
- 1 pepino
- semillas de sésamo

Crema de palta:

- 2 cucharadas de cilantro cortado finamente
- 2 paltas
- 1/2 yogurt natural
- lechuga

Procedimiento: Hervir agua en una cacerola, reducir el fuego al mínimo y cocinar el salmón cortado en cubos por 10 minutos. Remover el agua. Pelar y cortar la cebolla en juliana. Cortar el chile, las semillas de sésamo y los cebollines. En un bowl, mezclar la cebolla con el aceite de oliva, jugo de limón, eneldo seco, jengibre, cebollines y el salmón cocido. Para la crema de palta, pelar y cortar la palta en cubos, y mezclar con el cilantro y yogurt. Cortar los pepinos en capas. En un bowl metálico, verter la mitad de la mezcla de salmón, agregar una capa de pepino y luego la otra mitad del salmón. Terminar con una capa de crema de palta. Decorar con semillas de sésamo y cebollines. Servirlo con ensalada de lechuga.

Factores Nutricionales: Energía 249 kcal, proteínas 23.4 g, grasas totales 13.4 g, colesterol 52.8 mg, carbohidratos 9.9 g, fibra 4.5 g y sodio 291 mg.

24. Crema de Pimientos (para 6 personas)

Ingredientes:

- 1 ½ kg de pimiento rojo

- 1 litro de consomé de pollo

- 2 cucharaditas de curry

- 1 yogurt natural bajo en calorías y sin azúcar

- Sal y pimienta

- queso rallado para decorar

Procedimiento: Lavar y pelar los pimientos. Cocinar el consomé de pollo con el curry por 30 minutos. Mezclar todo en una procesadora. Colar y poner todo de vuelta en la procesadora. Agregar el yogurt hasta que tenga una textura cremosa. Agregar sal y pimienta, y luego servir. Decorar con queso rallado.

Factores Nutricionales: Energía 57 kcal, proteínas 3.6 g, grasas totales 1.1 gr, colesterol 19 mg, carbohidratos 9.6 gr, fibra 2 g y sodio 317 mg.

25. Ensalada de lechuga, Ensalada tibia de carne con habas

Ingredientes:

- 4 filetes de carne vacuna (bola de lomo o bife)
- Sal y orégano
- 4 tazas de lechuga
- perejil
- 4 tazas de habas
- 1 cebolla

Procedimiento: Cocinar la carne con el mínimo de aceite de oliva y condimentos. Cocinar las habas y cortar las cebollas en cubos pequeños y dorarlas. Mezclar las cebollas y la carne, y servir los filetes de carne con las habas calientes y ensalada de lechuga y perejil para decorar.

Factores Nutricionales: Energía 379 kcal, proteínas 30.3 gr, grasas totales 10.3 g, colesterol 0.2 mg, carbohidratos 53.1 g, fibra 6.3 g y sodio 452.4 mg.

26. Ensalada Criolla (para 8 personas)

Ingredientes:

- 1 lechuga
- 200 g de espinaca (solo las hojas)
- 2 cucharadas de cilantro cortado finamente
- 3/4 taza de aros de cebolla
- 4 huevos cocidos
- 2 palta
- 1 ½ tazas de tomate

Aderezo:

- 3 cucharadas de vinagreta
- 9 cucharadas de aceite
- 1 cucharada de perejil cortado
- 1/2 cucharadas de estragón seco
- 1 cucharada de mostaza

Procedimiento: Lavar la lechuga y espinaca, cortar con la mano. En un bowl de ensalada, poner la mezcla de lechuga, espinaca y cilantro. Cortar la palta en tiras y poner como un abanico en el medio del bowl. Cortar los huevos en cuartos y ponerlos en línea junto a la palta. Pelar los tomates, sacar las semillas y cortar en cubos pequeños. Ponerlos alrededor de los huevos. Verter el aderezo encima y mientras se sirve.

Factores Nutricionales: Energía 115 kcal, proteínas 4g, grasas totales 9.3 g, colesterol 70.7 mg, carbohidratos 5.9 g, fibra 4.6 g y sodio 113 mg.

27. Pollo con cilantro y arroz con pimiento (para 4 personas)

Ingredientes:

- 1/2 kilo de filete de pollo

- 1 cucharada de granos de pimienta negra

- 2 cucharadas de polvo de jengibre

- 1 manojo de cilantro cortado

- 1/2 cebolla cortada en cubos

- ralladura de un limón

- 400 ml de leche de coco

- 4 hojas de limón

- algunas hojas de albahaca

Procedimiento: Aplastar el jengibre con los granos de pimienta. Agregar los condimentos frescos, cilantro, ralladura de limón y cebolla, y aplastarlos hasta obtener una pasta. Cocinar la pasta en una cacerola con el consomé de pollo, agregar leche de coco y hojas de limón, y cocinar a fuego lento por diez minutos. En otra olla, cocinar el pollo en agua con sal. Dejar enfriar y cortarlo en cubos de 3cm, distribuirlos en una fuente y servir la salsa encima.

La leche de coco puede ser comprada o hecha en casa. Para esto deberá hervir 400ml de leche deslactosada y un paquete de coco. Apagar el fuego, cubrir la cacerola, y dejar reposar por 20 minutos antes de colar.

Factores Nutricionales: Energía 438 kcal, proteínas 22.2 g, grasas totales 11.2 g, colesterol 36.2 mg, carbohidratos 58.1 g, fibra 3.6 g y sodio 206 mg.

Para el arroz con pimiento: 2 tazas de arroz blanco, 1 diente de ajo, 1 taza de pimiento rojo y sal.

Mezclar el pimiento en la procesadora. En una olla, mezclar el ajo y el arroz a fuego lento; agregar la salsa de pimiento y 4 tazas de agua hirviendo inmediatamente después. Agregas sal y cocinar a fuego mínimo.

Factores Nutricionales: Energía 165 kcal, proteínas 2.8 g, grasas totales 0.8 g, colesterol 0 mg, carbohidratos 34 g, fibra 0.8 g y sodio 69.5 mg.

28. Ensalada graciosa (para 6 personas)

Ingredientes:

- 1 ½ taza de coliflor

- 1/2 taza de aceitunas negras

- 1 ½ cucharadas de pimienta molida

- 1/4 de cebolla cortada en cubos pequeños

- 1/2 cucharada de orégano

- 2 cucharadas de vinagreta

- 1/2 taza de aceite de oliva

- 1 gota de chile picante

- 2 cucharadas de queso parmesano rallado

- 5 tazas de lechuga cortada finamente

Procedimiento: Poner todos los ingredientes, salvo la lechuga, juntos en una fuente de ensalada y mezclar. Antes de servir, agregar la lechuga y mezclar nuevamente.

Factores Nutricionales: Energía 74 kcal, proteínas 1.3 g, grasas totales 6.9 g, colesterol 0 mg, carbohidratos 3.1 g, fibra 1.4 g y sodio 246 mg.

29. Corona de alcachofas con arroz primavera (para 6 personas)

Ingredientes:

- 6 rebanadas de pechuga de pavo cocida
- 1 cebolla cortada en cubos pequeños
- 1 cucharada de aceite de oliva
- 1 taza de alcachofa cocida (5 alcachofas)
- 4 huevos
- 1 taza de leche deslactosada en polvo
- 3/4 tazas de queso parmesano rallado
- Sal y pimienta
- 1/4 cucharada de nuez moscada

Procedimiento: Precalentar el horno a 200°. Poner aceite en el molde de corona. Cubrir el interior con el pavo. Dejar algunas partes del pavo por fuera para cubrir la mezcla una vez que esté llena. En otra sartén, dorar las cebollas con aceite hasta que ablanden, y remover del fuego.

En la procesadora, mezclar la alcachofa. Agregar los huevos uno por uno y luego la leche en polvo, queso y cebolla. Condimentar con sal y mezclar nuevamente. Verter la mezcla en el bowl y cubrir con los lados del pavo. Poner el molde a baño maría y cocinar por 30 minutos, o hasta que el cuchillo salga limpio de adentro. Servir frío con salsa de yogurt y perejil, o caliente con salsa blanca.

Arroz primavera para 8 personas

Ingredientes:

- 2 tazas de arroz

- 1/2 tazas de maíz

- 1/2 tazas de guisantes

- 1 zanahoria

- 1 cucharada de sal

Procedimiento: Cocinar el arroz, moviendo constantemente, de esta forma el aceite no es necesario. Cuando el grano esté un poco marrón, agregar el maíz, guisantes y zanahorias en cubos, sal y 4 tazas de agua hirviendo. Cocinar a fuego lento por 20 minutos

Factores Nutricionales (incluyendo el arroz): Energía 342 kcal, proteínas 15.9 g, grasas totales 5.6 g, colesterol 81.9 mg, carbohidratos 57.9 g, fibra 9.1 g y sodio 344 mg.

30. Ensalada de frijoles, tomate, lechuga y palta (para 4 personas)

Ingredientes:

- 2 tazas de lechuga

- 1 palta

- 2 tomates

- 2 tazas de frijoles verdes cocidos

Procedimiento: Pelar los tomates y cortarlos en cubos pequeños. Remover los puntos de los frijoles, cortarlos en juliana y cocinarlos por 10 minutos en agua hirviendo sin cubrir, y luego dejarlos enfriar. Cortar la lechuga y palta en cubos, mezclar todo junto y aderezar como más le guste.

Factores Nutricionales: Energía 78.1 kcal, proteínas 2.3 g, grasas totales 4.5 g, colesterol 0 mg, carbohidratos 8.8 g, fibra 4.9 g y sodio 162 mg.

31.   Fideos con Salsa Boloñesa

Salsa Boloñesa (para 68 personas)

Ingredientes:

- 1 cebolla

- 1 zanahoria

- 250 g de carne molida

- 2 tazas de salsa de tomate natural

- 2 cucharadas de orégano seco

- 1/4 de agua hirviendo

- Sal y pimienta

Procedimiento:

Cortar la cebolla en cubos y cocinar en una olla con una cucharada de aceite de oliva. Cuando esté blanda, agregar las zanahorias y cocinar hasta que ablanden también. Agregar la carne y cocinar revolviendo de vez en cuando. Agregar sal, pimienta y orégano, y luego la salsa de tomate. Dejar hervir y agregar agua hirviendo para tener una salsa jugosa. Hervir los fideos y servirlos con la salsa.

Factores Nutricionales: Energía 404 kcal, proteínas 14.3 g, grasas totales 5.8 g, colesterol 52.9 mg, carbohidratos 72.9

g, fibra 6.1 g y sodio 236 mg.

32. Ensalada de tomate con pepino y repollo con cilantro (para 4 personas)

Ingredientes:

- 2 tomates
- 1 pepino
- 2 tazas de repollo
- cilantro
- limón
- Sal y aceite

Procedimiento: Lavar y pelar el pepino, hacer cortes a lo largo por la mitad, remover las semillas con una cuchara y luego cortar en rodajas. Pelar el tomate, cortarlo en cubos y mezclar con el pepino. Cortar las hojas de repollo en juliana y mezclar con el cilantro. Servir con su aderezo favorito.

Factores Nutricionales: Energía 61 kcal, proteínas 1.8 g, grasas totales 2.8 g, colesterol 0 mg, carbohidratos 9.1 g, fibra 3 g y sodio 213 mg.

33. Estofado de Carne (para 4 personas)

Ingredientes:

- 2 cucharadas de aceite de oliva

- 6 piezas de bife (asado)

- 6 piezas de maíz

- 6 piezas de calabaza

- 6 papas pequeñas

- 1 taza de cebolla cortada en cubos

- 1 zanahoria cortada en cubos

- 1/2 pimiento rojo cortado en juliana

- 3 cucharadas de arroz

- 1 taza de guisantes

- suficiente agua para cubrir las piezas de carne

- 8 cucharadas de cilantro en polvo

- Sal y pimienta

Procedimiento: Calentar el aceite y cocinar la cebolla, zanahoria y pimiento rojo. Cuando los vegetales estén blandos, dorar las piezas de carne en él. Agregar agua hasta que cubra las piezas de carne (750ml), sazonar con sal y pimienta. Cubrir la olla, bajar el fuego y cocinar por 40 minutos, hasta que la carne esté cocida y blanda. Agregar el maíz y papas, y cocinar otros 20 minutos más. 5 minutos antes de finalizar, agregar las piezas de calabaza, guisantes y arroz. Agregar agua hirviendo de ser necesario, y mantener la olla tapada. Verificar el nivel de sal. Rociar con el cilantro cortado cuando se sirva.

Factores Nutricionales: Energía 375 kcal, proteínas 28.4 g, grasas totales 6.2 g, colesterol 68.1 mg, carbohidratos 45.5 g, fibra 5 g y sodio 285 mg.

34.   Ensalada Exótica (para 4 personas)

Ingredientes:

- 200 g de lechugas mixtas

- 200 g de hojas de espinaca

- 1 mandarina

- 50 g de almendras tostadas cortadas en tiras

- 1 palta en tiras

Aderezo:

- 3 cucharadas de vinagre de manzana

- 2 cucharadas de miel

- 1/2 tazas de leche evaporada

- 1/4 taza de aceite de oliva

- Sal y pimienta

Procedimiento: Poner la espinaca y lechuga en un bowl de ensalada, mezclar y poner la palta, mandarina y almendras encima. Preparar el aderezo mezclando todos los ingredientes en una procesadora. Verter en la ensalada para servir.

Factores Nutricionales: Energía 94 kcal, proteínas 2 g,

grasas totales 6.4 g, colesterol 2.3 mg, carbohidratos 8.9 g, fibra 2.7 g y sodio 225 mg.

35. Carne de Mongolia con Arroz chaufa (para 4 personas)

Ingredientes:

- 250 g de carne vacuna
- 1 cebolla
- 1 taza de cebollines cortados
- 1 pimiento rojo y 1 pimiento verde
- 1 chile verde
- 3/4 tazas de agua
- Sal y aderezo, pimienta

Procedimiento: Cortar las cebollas en juliana con la parte verde de los cebollines, y la parte blanca en rodajas. También cortar el pimiento en juliana, y el chile rebanado. Agregar todos los ingredientes a una cacerola honda y saltear. Una vez que los vegetales estén blandos, agregar el agua y cubrir para obtener jugo. Separadamente, cortar la carne en triángulos y grillar. Una vez que esté listo, sazonar con sal, pimienta y otro aderezo que quiera. Juntar las mezclas y agregar agua hirviendo de ser necesario.

Arroz Chaufa (para 6 personas)

Ingredientes:

- 2 tazas de arroz blanco
- 2 huevos
- cebollines
- 2 tazas de pollo en cubos
- sal
- 1/2 cebolla

Procedimiento: Cortar la cebolla en cubos y cocinar. Antes de que se torne marrón, agregar el arroz y saltear, y luego agregar 4 tazas de agua hirviendo y sal, y cocinar a fuego bajo. Batir los huevos con un tenedor, cocinarlos como un Omelette y no freírlos. Cuando estén fríos, cortarlo en tiras. Asar el pollo y cortar. Cortar los cebollines en rodajas. Cuando el arroz esté listo, mezclar todo en un bowl.

Factores Nutricionales (incluyendo el arroz y carne): Energía 413 kcal, proteínas 19.5 g, grasas totales 10.5 g, colesterol 75.5 mg, carbohidratos 58.6 g, fibra 2.8 g y sodio 330 mg.

36. Pollo Crujiente con Puré de Papas (para 4 personas)

Ingredientes:

- 6 piezas de pollo

- 40 g de pan rallado

- 40 g de almendras aplastadas

- 4 cucharadas de hierbas finas

- 1/2 litro de consomé de pollo

- perejil y tomillo

- Sal y pimienta

Procedimiento: Limpiar el pollo sacando la grasa y la piel, agregar sal y pimienta. Ponerlo en un grill sobre una fuente de hornear en el horno. Mezclar el pan rallado, almendras y hierbas finas y cubrir el pollo. Poner en la parte de abajo del horno el consomé de pollo con hierbas finas para dar aroma. Cocinar en el horno por 40 minutos.

Puré de Papas (para 4 personas)

Ingredientes:

- 6 papas del mismo tamaño

- sal

- 4 cucharadas de aceite de oliva

- 300 ml de leche deslactosada

Procedimiento: Pelar las papas y cocinarlas en agua con sal por 20 minutos desde que el agua hierva. Aplastar las papas con una prensa mientras estén caliente. Agregar el aceite de oliva y mezclar con una mezcladora eléctrica hasta que las papas estén blandas. Probar el nivel de sal y agregar más si es necesario. Calentar la mezcla en una cacerola y continuar mezclando, agregando la leche lentamente. Servir cuando la mezcla esté caliente. Si necesita calentarla nuevamente, debe hacerlo en una cacerola y no en el microondas, agregando leche tibia si es necesario.

Factores Nutricionales (incluyendo el pollo y papas): Energía 348 kcal, proteínas 32.8 gr, grasas totales 8.3 g, colesterol 88.7 mg, carbohidratos 36 g, fibra 3.5 g y sodio 378 mg.

37. Rollos Fríos de Papa Rellena (para 6 personas)

Ingredientes:

- 6 papas medianas

- 1 taza de leche deslactosada

- 1 taza de atún

- 1 taza de guisantes

- 100 g de aceitunas negras

- 2 tomates cortados en cubos pequeños

- 1 huevo hervido

- sal

- pimiento cortado en juliana

- 1 taza de maíz hervido

- ensalada de lechuga y tomate para acompañar

Procedimiento: Preparar el puré con papas, leche y sal. Hacer una capa de 1cm con el puré en una tela fina y húmeda sobre una fuente playa, rectangular. Distribuir sobre ella, en capas, los guisantes, atún, pimiento rojo en juliana, maíz y aceitunas. Enrollar ayudándose con la tela húmeda. Cortar los bordes y poner nuevamente en la fuente. Decorar con huevos rebanados, aceitunas y pimienta. Dejar en el refrigerador y servir con ensalada de lechuga y tomate.

Factores Nutricionales: Energía 294 kcal, proteínas 13.1 g, grasas totales 8.3 g, colesterol 39.4 mg, carbohidratos 44.2 g, fibra 5.8 g y sodio 298 mg.

38. Sopa de Congrio (para 8 personas

Ingredientes:

- 2 cebollas

- 1 taza grande de tomates

- 1 taza de leche deslactosada

- sal, pimienta y laurel

- 1 congrio entero incluyendo la cabeza

- 1 papa por persona

Procedimiento: Limpiar el pescado y remover la piel y cabeza. Cocinar la cebolla con aceite de oliva. Condimentar el pescado y ponerlo en una cacerola donde pueda separarse del consomé. Poner la cebolla, tomates y pescado en capas, y repetir. Agregar la cabeza del pescado encima para dar más sabor. Agregar las papas peladas y condimentar con sal y pimienta. Cocinar a fuego lento sin tapar. Remover la cabeza del pescado primero y agregar leche justo antes de servir.

Factores Nutricionales: Energía 343 kcal, proteínas 40.8 g, grasas totales 7.6 g, colesterol 78.5 mg, carbohidratos 26.7 g, fibra 2.6 g y sodio 302 mg.

39.   Ensalada Waldorf (para 6 personas)

Ingredientes:

- 4 tazas de apio

- 3 manzanas verdes

- 6 nueces

- 4 cucharadas de yogurt natural deslactosado

- jugo de medio limón

- Sal y pimienta

Procedimiento: Limpiar el apio y cortar en rodajas finas. Cortar las manzanas en cubos y verter jugo de limón sobre ellas. Cortar las nueces y mezclar todo junto. Agregar sal y pimienta al yogurt y unir todo.

Factores Nutricionales: Energía 99 kcal, proteínas 2.2 g, grasas totales 4.2 g, colesterol 0.2 mg, carbohidratos 15.4 g, fibra 3,1 g y sodio 207 mg.

40.   Arroz con Mejillones

Ingredientes:

- 4 docenas de mejillones

- 4 tazas de arroz blanco cocido

- 2 cucharadas de cebolla cortada en cubos

- 2 chiles amarillos (opcional)

- 4 cucharadas de puré de cilantro

- 2 tazas de consomé de mejillones

- 1/2 taza de guisantes

- 1/2 taza de habas

- 1/2 taza de maíz hervido

- perejil

- cilantro

- aceite de oliva

- Sal y pimienta

Procedimiento: Lavar los mejillones bien. Ponerlos en una olla con hojas de perejil y media taza de agua. Cocinar con tapa por 5 minutos, hasta que se abran las conchas. Colar y reservar el consomé. Remover las conchas y mantener limpia la comida. Lavar los chiles y cortar al medio, remover las semillas y cortar en juliana. Preparar un puré con cilantro, hojas de cilantro y un poco de agua en una procesadora. Hervir el maíz, guisantes y habas. Calentar el aceite en un wok, agregar las cebollas, chiles amarillos y puré de cilantro, cocinar revolviendo y agregar el arroz, mezclar hasta que todo esté unido. Agregar el consomé de mejillones, vegetales cocidos y mejillones. Agregar sal y pimienta para dar sabor. Cocinar todo junto a fuego lento y decorar con hojas de cilantro mientras lo sirve.

Factores Nutricionales: Energía 338 kcal, proteínas 16.9 g, grasas totales 6.3 g, colesterol 42.1 mg, carbohidratos 49.2 g, fibra 2.1 g y sodio 256 mg.

41. Palta rellena con atún y ensalada de lechuga (para 4 personas)

Ingredientes:

- 4 paltas
- 1 lata de atún en agua
- 2 tazas de lechuga
- sal, aceite y limón

Procedimiento: Cortar la palta al medio longitudinalmente, pelar y rellenar con atún. Servir sobre lechuga en juliana.

Factores Nutricionales: Energía 143 kcal, proteínas 10.7 g, grasas totales 1.5 g, colesterol 5.4 mg, carbohidratos 5.6 g, fibra 6.3 g y sodio 215 mg.

42. Lechuga con salsa de hierbas y fideos con tomate y albahaca

Ingredientes:

- 1 lechuga

- 1 manojo de cebollines

- 1 cucharada de perejil

- 1 cucharada de albahaca

- 1 cucharada de orégano

- 1 cucharada de aceite de oliva

- Sal y pimienta

Procedimiento: Cortar las finas hierbas y mezclar con el aceite de oliva. Aderezar la lechuga cortada en juliana

Factores Nutricionales: Energía 35 kcal, proteínas 0.5 g, grasas totales 1.6 g, colesterol 0 mg, carbohidratos 1.1 g, fibra 0.6 g y sodio 213 mg.

Fideos (para 4 personas)

Ingredientes:

- 300 g de fideos

Salsa:

- 1 taza de salsa de tomate

- 1/2 kg de tomate cortada en cubos

- 1 cebolla

- 2 cucharadas de aceite de oliva

- 10 hojas de albahaca

- 50 g de aceitunas negras

- Sal y pimienta en grano

Procedimiento: Cocinar los fideos; lavarlos en agua fría para que no se peguen y dejar a un lado. Para la salsa, cortar la cebolla en cubos pequeños, agregar el aceite y la salsa de tomate, y cocinar por 5 minutos. Apagar el fuego y agregar los tomates frescos cortados, hojas de albahaca y aceitunas. Agregar sal y pimienta para dar sabor y agregar los fideos en la cacerola para mezclar con la salsa. Mover la cacerola para que los fideos no se peguen y servir con un poco de pimienta molida encima.

Factores Nutricionales: Energía 404 kcal, proteínas 12.2 g, grasas totales 9.8 g, colesterol 0 mg, carbohidratos 68.2 g, fibra 8.1 g y sodio 332 mg.

43. Mousse de Palta (para 8 personas)

Ingredientes:

- 4 paltas

- 1 limón

- 2 huevos blancos

- 4 cucharadas de yogurt natural

- 5 cucharaditas de polvo de gelatina

- 1 tomate para decorar

- 1 kg de frijoles verdes

- Sal y pimienta

Procedimiento: Pelar la palta y hacerla puré, agregar el jugo de limón y yogurt. Batir los huevos blancos a punto nieve y dejar a un lado. Incorporar el polvo de gelatina u mezclar con la crema de palta, luego mezclar con los huevos. Untar aceite en un molde y cubrirlo con papel transparente, poner una capa de tomates y cubrir con el puré de palta. Cubrir con film y poner en el refrigerador por 6 horas. Servir acompañado de frijoles verdes hervidos encima.

Factores Nutricionales: Energía 262 kcal, proteínas 10.3 g, grasas totales 18.9 g, colesterol 1.8 mg, carbohidratos 16.8

g, fibra 10.4 g y sodio 382 mg.

44. Panqueques rellenos con espinaca (10 unidades)

Panqueques:

- 2 tazas de leche
- 2 huevos
- 1 ½ tazas de harina

Relleno:

- 1 manojo de espinaca
- 2 cucharadas de aceite de oliva
- 3 cucharadas de harina
- 1/2 litro de leche deslactosada
- sal, pimienta y nuez moscada

Procedimiento: Preparar los panqueques mezclando los ingredientes y poniendo una fina capa en una sartén para panqueques y cocinando. La sartén debe estar caliente de antemano. Lavar las hojas de espinaca, y con la misma agua, llevar al microondas y cocinar por 1 minuto. Luego poner inmediatamente en agua fría para mantener el color. Cortar en tiras o mezclar en una procesadora y dejar a un lado. Preparar la salsa blanca poniendo aceite de oliva en una cacerola y mezclando con la harina. Cortar el fuego, agregar un poco de leche y revolver usando una cuchara de madera. Encender el fuego y dejar hervir mientras revuelve constantemente para evitar que se formen grumos. Integrar la salsa y la espinaca y rellenar los panqueques. Reservar un poco de salsa blanca sin espinaca para verter sobre los panqueques. Puede enrollarlos o formar paquetes, atando con hojas de cebollines.

Factores Nutricionales (para 2 unidades): Energía 234 kcal, proteínas 11.8 g, grasas totales 6.5 g, colesterol 63.1 mg, carbohidratos 32.5 g, fibra 3.2 g y sodio 369 mg.

45. Ensalada con repollo, zanahorias y maní (para 5 personas)

Ingredientes:

- 3 tazas de repollo blanco

- 3 tazas de repollo morado

- 3 zanahorias

- 1/2 taza de maníes

- sal, aceite y limón

Procedimiento: Cortar el repollo en juliana y lavar las zanahorias. Mezclar con los maníes y aderezar.

Factores Nutricionales: Energía 68 kcal, proteínas 1.9 g, grasas totales 4.1 g, colesterol 0 mg, carbohidratos 6 g, fibra 2.3 g y sodio 225.8 mg.

46. Pollo con miel y arroz con calabaza (para 6 personas)

Ingredientes:

- 6 piezas de pollo

- 6 cucharadas de miel de palma

- 1 cucharadita de sal

- 1 cucharadita de mostaza

- 1 cucharadita de polvo de curry

Procedimiento: Poner todos los ingredientes a excepción del pollo en una olla. Calentar y mezclar. Poner las piezas de pollo, lavadas y sin piel ni grasa, en otra olla y cubrir con la salsa. Cocinar a 180° o temperatura media por 1 hora, hasta que el pollo esté blando y dorado.

Para el arroz:

Ingredientes:

- 1 taza de arroz blanco

- 1 cebolla cortada en cubos pequeños

- 3 cucharadas de aceite de oliva

- 1/2 pechuga de pollo

- 2 cucharadas de calabaza cocido y aplastado

- 2 cucharadas de maíz hervido

- 2 cucharadas de guisantes cocidos

- orégano fresco

- Sal y pimienta

Procedimiento: Calentar el aceite de oliva en una cacerola, agregar las cebollas y cocinar. Cuando todavía le quede color, agregar el arroz y el puré de calabaza. El arroz debe ser blanco porque tiene la mejor consistencia. Agregar el consomé de pollo, para esto cocinar la pechuga de pollo sin piel en poca agua. Dejar enfriar, remover la grasa, y agregar sal y pimienta. Cocinar a fuego lento por 15 minutos. Remover del fuego y separar los granos con un tenedor. Agregar el maíz y guisantes cocidos al arroz y mezclar. Servir, espolvoreando orégano encima.

Factores Nutricionales (para el pollo y arroz): Energía 325 kcal, proteínas 20.5 g, grasas totales 7.8 g, colesterol 77.6 mg, carbohidratos 40.7 g, fibra 1.3 g y sodio 359 mg.

47.   Alcachofa rellena con ensalada de frijoles (para 4 personas)

Ingredientes:

- 4 alcachofas

- 1/2 litro de yogurt natural

- cilantro

- 4 tazas de frijoles

- sal, aceite de oliva y limón

Procedimiento: Cocinar las alcachofas en agua hirviendo por 30-40 minutos, separar la parte de debajo de las hojas, remover la pulpa con una cuchara y mezclar con el yogurt y cilantro. Aderezar los frijoles con sal, aceite de oliva y limón, y luego ponerlos en la parte de abajo de las alcachofas y rellenar con el resto de la salsa.

Factores Nutricionales: Energía 69 kcal, proteínas 5.1 g, grasas totales 3.3 g, colesterol 0.3 mg, carbohidratos 14.8 g, fibra 10 g y sodio 239 mg.

48. Carne asada con hierbas (para 8 personas)

Ingredientes:

- 1 kg de carne vacuna (bife)

- 2 cucharadas de romero fresco

- 2 cucharadas de tomillo fresco

- 2 hojas de laurel

- 1/2 cebolla morada

- 1 cucharada de ralladura de naranja

- 1 cucharada de sal marina

- 1 cucharada de pimienta negra molida

- 1/2 cucharada de nuez moscada molida

- 1 diente de ajo

- 2 cucharadas de aceite de oliva

- 8 papas

- cebollines

Procedimiento: Primero debemos crear una costra que cubra la carne. Para ello, mezclar todos los ingredientes en la procesadora hasta obtener una textura cremosa, luego verter la mezcla sobre la carne y dejar reposar por 6 horas. Precalentar el horno. Cocinar la carne por 30 minutos.

Remover del horno y dejar enfriar por 10 minutos, cubierto. Cortar en tajadas gruesas y agregar los jugos de la cocción. Servir con papas hervidas y cebollines.

Factores Nutricionales: Energía 320 kcal, proteínas 32.9 g, grasas totales 5.9, colesterol 10.2 mg, carbohidratos 32.7 g, fibra 2.2 g y sodio 398 mg.

49. Ensalada de remolacha y zanahoria con rollos de pavo con vegetales (para 6 personas)

Para la ensalada de remolacha:

Ingredientes:

- 3 remolacha
- 3 zanahorias
- sal, aceite de oliva y limón

Procedimiento: Pelar las zanahorias y remolacha, rallar, mezclar, y aderezar a gusto.

Factores Nutricionales: Energía 36 kcal, proteínas 1.3 g, grasas totales 0.8 g, colesterol 0 mg, carbohidratos 5.8 g, fibra 2.8 g y sodio 342.5 mg.

Para los rollos de pavo con vegetales:

Ingredientes:

- 3/4 kg de fideos tirabuzones
- 200 g de pechuga de pavo
- 1 zanahoria
- 1 pimiento verde
- 1 taza de maíz hervido

- 1 taza de guisantes

- 1 cebolla cortada en anillos

- Orégano

- Sal y aceite de oliva

Procedimiento: Cortar el pavo en cubos y saltear con un poco de aceite, aderezar con sal y oréganos. Agregar los pimientos previamente cortados en cubos pequeños, el maíz y guisantes hervidos, rallar las zanahorias y agregar los aros de cebolla. Cocinar por 3 minuto y rellenar los espirales con esta mezcla.

Factores Nutricionales: Energía 349 kcal, proteínas19.2 g, grasas totales 2.7 g, colesterol 38 mg, carbohidratos 59.2 g, fibra 6.3 g y sodio 251.2 mg.

50. Gazpacho (para 68 personas)

Ingredientes:

- 3/4 kg de tomates rojos
- 1/2 cebolla
- 1 pimiento verde pequeño
- 1 rebanada de pan integral
- 1 diente de ajo
- 4 cucharadas de aceite de oliva
- 1/2 cucharadas de vinagre de vino tinto
- 1 taza de agua fría
- Sal y pimienta
- jugo de limón

Para Servir:

- 1 tomate
- 1 pepino
- 1 pimiento
- 8 rebanadas de pan tostado en el horno

Procedimiento: Pelar los tomates, cortarlos por la mitad y remover las semillas. Pelar la cebolla y cortarla en cubos. Remover las semillas y venas del pimiento verde. Cortar el ajo por la mitad y separar el centro verde. Mezclar todo junto en la procesadora, menos la sal y limón. Poner la mezcla en un bowl, agregar sal, pimienta y limón. Dejar enfriar. Si es muy denso, agregar un poco de agua fría. Para servir, preparar el tomate, pepino y pimiento: pelados, remover las semillas y cortar en cubos. Agregar a cada plato con la mezcla.

Factores Nucricionales: Energía 156 kcal, proteínas 3 g, grasas totales 6.8 g, colesterol 0 mg, carbohidratos 19.4 g, fibra 2.3 g y sodio 303.7 mg.

51. Pollo con alcachofa y arroz lis (para 6 personas)

Ingredientes:

- 6 piezas de pollo
- 8 corazones de alcachofa con las hojas frescas adentro
- 3 cucharadas de aceite de oliva
- 1 taza de cebolla cortada en cubos
- 2 cucharadas de salsa de tomate
- 1/4 taza de vinagre de vino tinto
- 1 cucharadita de azúcar
- 1/2 taza de agua
- 2 hojas de laurel
- 2 cucharadas de perejil cortado finamente
- Sal y pimienta
- jugo de limón

Procedimiento: Calentar el aceite en una cacerola. Agregar sal y pimienta a las piezas de pollo y saltear hasta que dore en cada lado, por 10 minutos. Remover y reservar. En otra cacerola, saltear las cebollas hasta que doren. Agregar la salsa de tomate y mezclar con el vinagre, revolviendo hasta que evapore. Agregar el azúcar, media taza de agua y hojas de laurel. Agregar las piezas de pollo a la cacerola y ponerlas sobre los vegetales. Cubrir y dejar cocinar a fuego lento por 30 minutos. Agregar los corazones de alcachofas y revolver lentamente. Servir todo en una fuente y rociar con perejil.

Para el arroz lis (para 6 personas):

Ingredientes:

- 2 tazas de arroz

- 2 ½ tazas de agua

- sal

- 1 cucharada de aceite de oliva

Procedimiento: Lavar el arroz y colarlo. En una cacerola calentar el aceite y luego agregar agua y sal. Cubrir la cacerola y dejarla hervir. Agregar el arroz y cubrir, una vez que hierva cocinar por 15 minutos. Separar los granos con un tenedor antes de servir.

Factores nutricionales (pollo con arroz): Energía 435 kcal, proteínas 26 g, grasas totales 13.3 g, colesterol 59.3 mg, carbohidratos 54.9 g, fibra 14.8 g y sodio 319 mg.

52. Pescado Mexicano (para 4 personas)

Ingredientes:

- 2 tomates grandes

- 1 cebolla

- 1 cucharada de salsa de tomate

- 1 cucharada de comino

- 1/2 cucharada de cilantro

- chile si le gusta

- 1/4 cucharadas de pimienta molida

- 1 cucharada de jugo de limón

- 2 cucharadas de aceite de oliva

- 4 filetes de pescado

- 1/2 taza de queso rallado

Procedimiento: Cortar la cebolla y el cilantro. Pelar los tomates, sacar las semillas y cortarlos en cubos pequeños. Calentar el horno a temperatura media. Verter aceite de oliva en una fuente de hornear. Mezclar en un bowl los tomates, cebolla, salsa de tomate, comino, cilantro y chile. En otro bowl, unir la pimienta, jugo de limón y aceite de oliva. Poner los filetes de pescado en la fuente de hornear.

Verter la salsa de limón sobre cada filete y cubrir con la mezcla de tomate. Rociar con queso rallado y dejar cocinar por 15 minutos.

Puré de papa con albahaca:

Ingredientes:

- 1 manojo de albahaca

- ½ taza de aceite de oliva

- 1 cucharadita de mostaza

- 1/2 kg de papas

- 1/4 de cebolla morada cortada en cubos

- 2 tomates en tiras para decorar

- Sal y pimienta

Procedimiento: Cocinar las papas y hacerlas puré. En agua hirviendo, poner las hojas de albahaca y sacarlas inmediatamente, dejarlas enfriar en agua fría. En una procesadora, mezclar las hojas de albahaca, aceite de oliva, mostaza, cebolla, sal y pimienta. Agregar la mezcla al puré y usar una mezcladora eléctrica para finalizar el puré.

Factores Nutricionales (pescado y puré): Energía 424 kcal, proteínas 36.6 g, grasas totales 14 g, colesterol 136 mg, carbohidratos 40.9 g, fibra 5.8 y sodio 385 mg.

53. Pollo con naranja y arroz verde (para 6 personas)

Ingredientes:

- 1 pollo entero
- 6 hojas de laurel
- 6 naranjas
- 3 cucharadas de aceite de oliva
- Sal y pimienta

Procedimiento: Condimentar el pollo con sal y pimienta. Ponerlo en una fuente de horno y cubrirlo con hojas de laural. Bañar el pollo con jugo de naranja y aceite. Cocinar en horno por 45 minutos, vertiendo jugo de vez en cuando sobre el pollo con una taza. Luego de cocido, dejar enfriar y cortar en trozos.

Arroz Verde:

Ingredientes:

- 2 tazas de arroz
- 3 tazas de agua
- 1 taza de cilantro
- 1/4 taza de apio

- 1/4 taza de chili

- 30 g de aceite de oliva

- sal

Procedimiento: En una cacerola, calentar el aceite y cocinar el arroz. Una vez que dore, agregar sal y agua. Agregar el cilantro, apio y chiles sin semillas y molidos. Revolver inmediatamente para que el sabor se pegue al arroz. Dejar hervir. Cubrir y cocinar por 20 minutos a fuego lento.

Factores Nutricionales (pollo y arroz): Energía 524 kcal, proteínas 34 g, grasas totales 15 g, colesterol 136 mg, carbohidratos 40 g, fibra 5.8 y sodio 385 mg.

54. Causa verde de cilantro

Ingredientes:

- 1 kg de papas
- 1 manojo de cilantro
- 1 manojo de espinaca
- 1 ½ palta
- 2 latas de atún en agua
- Sal y pimienta
- polvo de jengibre
- 5 cucharadas de aceite de oliva
- papel aluminio
- pimiento rojo cortado en juliana para decorar

Mayonesa de papa:

Ingredientes:

- 2 papas
- 1 zanahoria
- 1/2 taza de leche
- 1/2 taza de aceite de oliva

- sal

Procedimiento: Secar las hojas de cilantro y mezclarlas en la procesadora con aceite de oliva y hojas de espinaca hervida. Dejar a un lado. Hervir las papas en agua fría con sal, y una vez que estén cocidas y calientes, aplastarlas con una prensa y agregar la espinaca, aceite y cilantro. Agregar sal y pimienta. Cortar la palta en rodajas del lado más chico y aderezar con sal, pimienta y jugo de limón. Preparar la mayonesa de papa: cocinar las papas y zanahorias, mezclar con leche, aceite y sal en la procesadora. Poner papel aluminio en una fuente de 10x35cm y verter aceite sobre ella. Crear una capa de 3cm de espesor de papa, espinaca y cilantro, y luego añadir una capa de mayonesa de papa. Seguirlo con una capa de palta y otra de mayonesa de papa. Para finalizar, agregar una capa de atún y luego una última de mayonesa de papa. Para servir, decorar con palta, atún y pimiento rojo.

Factores Nutricionales: Energía 235 kcal, proteínas 11 g, grasas totales 8.8 g, colesterol 17.1 mg, carbohidratos 30.3 g, fibra 6.2 g y sodio 323 mg.

55. Ceviche de champiñones y alcachofas (para 4 personas)

Ingredientes:

- 300 g de champiñones
- 3 partes de abajo de alcachofas grandes
- 1/2 cucharadita de pimienta molida
- 2 chiles cortados en juliana
- 1/2 cucharada de perejil
- 1/2 cucharada de cilantro
- 2 cucharadas de aceite de oliva
- 1/2 cebolla morada
- jugo de limón
- hojas de lechuga para decorar

Procedimiento: Limpiar y lavar las partes de debajo de las alcachofas. Ponerlas en agua y sal en una cacerola, agregar un poco de jugo de limón y hervir hasta que las alcachofas estén blandas. Colar, dejar enfriar y cortar en tiras. Limpiar los champiñones con papel absorbente y cortarlos en tiras finas. Poner los champiñones y la alcachofa juntos. Aderezar la mezcla con sal, pimienta, chile, cilantro y perejil. Mezclar bien. Agregar el jugo de limón, aceite de oliva y cebollas. Revolver y servir.

Factores Nutricionales: Energía 85.3 kcal, proteínas 3.6 g, grasas totales 3.4 g, colesterol 0 mg, carbohidratos 13.2 g, fibra 6.6 g y sodio 281 mg.

56. Carne asada con salsa de vegetales (para 6 personas)

Ingredientes:

- 1 kg of carne sin grasa (bife)

- 1 cebolla cortada en cubos

- 2 zanahorias cortadas en cubos

- 1 diente de ajo

- consomé de pollo

- sal, pimienta y hojas de laurel

- 1 cucharada de harina de maíz

Procedimiento: Freír las cebollas, ajo y zanahorias en una cacerola hasta que doren. Asar la carne hasta que esté marrón en cada lado. Poner la carne y los vegetales encima, para que no se quemen. Sazonar con sal, pimienta y laurel. Agregar el consomé de pollo hasta que cubra la mitad de la carne. Tapar y dejar cocinar por una hora. Remover la carne y mezclar los vegetales en una procesadora. Si la mezcla está muy líquida, agregar harina de maíz para darle consistencia. Cortar la carne en tajadas y servir con la salsa de vegetales. Para un consomé de vegetales poner en una olla apio, zanahorias, cebolla y pimiento. Cubrir con agua, aderezar con sal y pimienta y dejar hervir hasta que los vegetales estén cocidos, y luego colar.

Factores Nutricionales: Energía 164 kcal, proteínas 23.4 g, grasas totales 4.15 g, colesterol 68 mg, carbohidratos 5.92, fibra 0.7 g y sodio 281 mg.

57. Salpicón de pollo con berros y palta (para 6 personas)

Ingredientes:

- 1 pechuga de pollo hervida
- 2 cucharadas de jugo de limón
- Sal y pimienta
- 3 cucharadas de aceite de oliva
- 2 tazas de lechuga morada
- 2 tazas de lechuga verde
- 2 tazas de berro
- 1 cebolla cortada en juliana
- 1/2 palta cortada en cubos
- 3 huevos cortados al medio

Procedimiento: Cortar el pollo en piezas pequeñas. En un bowl, mezclar el jugo de limón, sal y pimienta, y agregar un poco de aceite de oliva mientras mezcla. Reservar. En un bowl de ensalada poner las lechugas, berros, palta y pollo. Verter el aderezo y mezclar. Agregar el huevo encima y dejar que la mezcla descanse por 15 minutos. Servir.

Factores Nutricionales: Energía 164 kcal, proteínas 13.8 g, grasas totales 11 g, colesterol 64.3 mg, carbohidratos 3.1 g, fibra 2.5 g y sodio 252 mg.

58.   Sopa de Pollo Criolla

Ingredientes:

- 2 pechuga de pollo cocida

- 2 rebanadas de pan

- 2 tazas de leche deslactosada

- 1 taza de cebolla cortada en cubos

- 1 ½ taza de consomé de pollo

- 1 cucharada de chili

- 1 huevo blanco

- Sal y pimienta

- 2 huevos hervidos y perejil para decorar

Procedimiento: Poner el pan en un bowl con la leche y dejar remojar por 15 minutos. Mezclar todo en una procesadora. Cortar el pollo en tiras finas. En una olla, dorar las cebollas con un poco de consomé de pollo. Una vez que estén doradas, agregar chile, consomé, pan, sal y pimienta. Dejar cocinar por 5 minutos y agregar el pollo. Servir en una fuente de hornear. Agregar el huevo blanco y llevar al horno por 10 minutos. Decorar con los huevos hervidos y el perejil. Servir con ensalada.

Factores Nutricionales: Energía 191 kcal, proteínas 23.4 g, grasas totales 4.9, colesterol 99 mg, carbohidratos 12.4 g, fibra 1 g y sodio 386 mg.

59.   Sopa de Calabaza Italiana (para 6 personas)

Ingredientes:

- 1 litro de consomé de pollo

- 3 Calabazas italiana con piel

Procedimiento: En una olla, hervir el consomé de pollo. Lavar la calabaza, separar las partes duras y cortar el resto en rodajas grandes con piel. Cocinar la calabaza en el consomé por 10 minutos. Mezclar todo junto en una procesadora. Servir caliente. Mantenga en mente que debe revolver con una cuchara de madera.

Factores Nutricionales: Energía 30 kcal, proteínas 1.6 g, grasas totales 2 g, colesterol 26.3 mg, carbohidratos 2.1 g, fibra 1 g y sodio 241 mg.

60. Ensalada Oriental (para 8 personas)

Ingredientes:

- 2 tazas de pollo hervido en cubos
- 4 tazas de lechuga
- 2 tazas de langostinos hervidos en cubos
- 1 zanahoria
- 4 cebollines
- 1 cucharada de semillas de sésamo

Aderezo:

- 6 cucharadas de aceite de oliva
- 5 cucharadas de vinagre blanco
- 1 cucharada de azúcar
- 1/2 cucharada de jugo de limón
- 1/2 cucharada de polvo de jengibre
- 1/2 cucharada de sal

Procedimiento: Poner todos los vegetales juntos en un bowl. En una sartén, poner el pollo y los langostinos y saltear. Agregar a los vegetales y mezclar. Verter el aderezo al servir.

Factores Nutricionales: Energía 153 kcal, proteínas 5.5 g, grasas totales 2.9 g, colesterol 95.2 mg, carbohidratos 23.7 g, fibra 0.6 g y sodio 80.2 mg.

61. Ensalada Californiana y chuleta de pollo (para 6 personas)

Ingredientes:

- 1 lechuga cortada en tiras
- 4 tazas de espinaca hervida
- 2 zanahorias ralladas
- 1 taza de tomates cortada en cubos
- 1 tallo de apio
- 1/2 taza de pasas de uva
- 1/2 taza de almendras tostadas
- 2 cucharadas de semillas de sésamo

Aderezo:

- 3 cucharadas de aceite de oliva
- 2 cucharadas de vinagre
- 2 cucharadas de miel de palma
- jugo de naranja
- Sal and pimienta molida

Chuletas de Pollo:

- 600 g de filete de pollo
- Sal y orégano

Procedimiento: Poner todos los vegetales juntos. Mezclar los ingredientes del aderezo. Servir en platos individuales. Asar la chuleta de pollo con un poco de aceite y aderezar con sal y pimienta.

Factores Nutricionales (ensalada y pollo): Energía 233 kcal, proteínas 6 g, grasas totales 36.9 g, colesterol 86.9 mg, carbohidratos 7.7 g, fibra 2.5 g y sodio 319 mg.

62.   Filete de Pavo con tomate y papas (para 8 personas)

Ingredientes:

- 1 kg de pata de pavo

- 1 cucharada de diente de ajo molido

- 1 cucharada de pimienta negra molida

- 1 taza de consomé de pollo

- 1 taza de tomates cortados y mezclados en licuadora

- 1 taza de agua

- sal

- 8 papas medianas

Procedimiento: Mezclar en una olla el diente de ajo, pimienta y consomé de pollo. Aderezar el pavo y dejarlo descansar en el refrigerador por 2 horas. Cortar el pavo en filetes y grillar. Agregar el tomate molido, agua y sal. Hervir hasta que el pavo esté blando y la salsa se haya reducido. Servir con una papa por persona.

Factores Nutricionales: Energía 296 kcal, proteínas 29.3 g, grasas totales 5.3 g, colesterol 48.6 mg, carbohidratos 29.6 g, fibra 2.5 g y sodio 302 mg.

63. Sopa crema de tomate y papa (para 8 personas)

Ingredientes:

- 2 cucharadas de aceite de oliva

- 1 cebolla grande

- 4 tomates medianos

- 2 papas medianas

- 2 cucharadas de cebollines

- 1 cucharada de salsa de tomate

- 1 litro de consomé de pollo

- 1 cucharada de limón rallado

- 1/2 cucharada de tomillo

- 1 hoja de laurel

- pimienta

- tomillo para decorar

Procedimiento: Pelar las papas, cebollas y tomates junto a los cebollines. Calentar el aceite en una olla y freír la cebolla hasta que esté blanda. Agregar los tomates, papas, cebollines, salsa de tomate, limón rallado, tomillo, laurel y consomé de pollo. Dejar hervir sin cubrir por 20 minutos. Apagar el fuego y remover el laurel. Poner en una procesadora y mezclar hasta obtener una consistencia cremosa. Poner de nuevo en la olla, aderezar con sal y pimienta. Servir y decorar con tomillo.

Factores Nutricionales: Energía 265 kcal, proteínas 9.4 g, grasas totales 7.2 g, colesterol 27.6 mg, carbohidratos 48 g, fibra 7.8 g y sodio 153 mg.

64. Tomates rellenos con atún

Ingredientes:

- 6 tomates

- 2 tazas de maíz hervido

- 1/2 taza de cebolla cortada en cubos

- 1/2 taza de aceite de oliva

- 1 lata de atún

- perejil

- Sal y pimienta

- lechuga

Procedimiento: Lavar los tomates y remover la parte superior, hacer un hueco y sacar el interior con una cuchara. Cortar las semillas del tomate en cubos pequeños. Mezclar en un bowl el atún, maíz hervido, perejil, aceite de oliva, tomate y cebollas. Aderezar con sal y pimienta. Rellenar los tomates con la mezcla y decorar con una hoja de perejil. Servir sobre hojas de lechuga.

Factores Nutricionales: Energía 141 kcal, proteínas 9.5 g, grasas totales 4.8 g, colesterol 3.5 mg, carbohidratos 18.3 g, fibra 4.6 g y sodio 287 mg.

JUGOS

1.   Jugo de Ananá y Espinaca

Ingredientes:

1 taza de ananá, en trozos

1 taza de espinaca, en trozos

1 taza de cerezas, sin carozo

1 limón entero, sin piel

¼ cucharadita de canela, molida

1 onza de agua

Preparación:

Cortar la parte superior del ananá y pelarlo. Cortar en rodajas finas. Rellenar un vaso medidor y reservar el resto.

Lavar la espinaca bajo agua fría. Colar y trozar. Dejar a un lado.

Poner las cerezas en un colador mediano. Lavar bajo agua fría y remover las ramas. Cortarlos por la mitad y remover los carozos. Rellenar un vaso medidor y reservar el resto en la nevera.

Pelar el limón y cortarlo por la mitad. Dejar a un lado.

Combinar el ananá, espinaca, cerezas y limón en una juguera, y pulsar. Transferir a un vaso y añadir el agua.

Agregar hielo picado y servir inmediatamente.

Información nutricional por porción: Kcal: 196, Proteínas: 9.2g, Carbohidratos: 59.3g, Grasas: 1.5g

2.   Jugo de Cantalupo y Pepino

Ingredientes:

1 taza de cantalupo, sin piel y en trozos

1 pepino grande

1 taza de palta, sin piel ni carozo

1 limón grande, sin piel

Preparación:

Cortar el cantalupo por la mitad. Remover las semillas y pulpa. Cortar dos gajos y pelarlos. Trozar y dejar a un lado. Reservar el resto en la nevera.

Lavar el pepino y cortarlo en rodajas gruesas. Dejar a un lado.

Pelar la palta y cortarla por la mitad. Remover el carozo y trozar. Dejar a un lado.

Pelar el limón y cortarlo por la mitad. Dejar a un lado.

Procesar el cantalupo, pepino, palta y limón en una juguera.

Transferir a un vaso y añadir agua para ajustar el espesor.

Agregar hielo y servir inmediatamente.

Información nutricional por porción: Kcal: 292, Proteínas: 6.8g, Carbohidratos: 41.5g, Grasas: 22.2g

3. Jugo de Chirivías y Zanahoria

Ingredientes:

1 taza de chirivías, en rodajas

1 zanahoria grande, en rodajas

1 taza de coliflor, en trozos

1 taza de hinojo, recortado y en trozos

1 lima entera, sin piel

Preparación:

Lavar y pelar las chirivías y zanahoria. Cortar en rodajas finas y rellenar un vaso medidor. Reservar el resto.

Lavar la coliflor y recortar las hojas externas. Trozar y rellenar un vaso medidor. Reservar el resto.

Recortar los tallos de hinojo y capas marchitas. Lavar y trozar. Rellenar un vaso medidor y reservar el resto. Dejar a un lado.

Pelar la lima y cortarla por la mitad. Dejar a un lado.

Combinar las chirivías, zanahoria, coliflor, hinojo y lima en una juguera. Pulsar.

Transferir a un vaso y refrigerar 10 minutos antes de servir.

Agregar cúrcuma o jengibre para más sabor.

Información nutricional por porción: Kcal: 141, Proteínas: 5.6g, Carbohidratos: 46.2g, Grasas: 1.1g

4.   Jugo de Pomelo y Brócoli

Ingredientes:

1 pomelo grande, sin piel

1 taza de brócoli

1 damasco grande, sin carozo

1 banana grande

Preparación:

Pelar el pomelo y trozarlo. Dejar a un lado.

Poner el brócoli en un colador, y lavar bajo agua fría. Trozar y dejar a un lado.

Lavar el damasco y cortarlo por la mitad. Remover el carozo y trozar. Dejar a un lado.

Pelar la banana y trozar. Dejar a un lado.

Procesar el pomelo, brócoli, damasco y banana en una juguera. Transferir a un vaso y refrigerar 30 minutos antes de servir.

Información nutricional por porción: Kcal: 229, Proteínas: 6.5g, Carbohidratos: 67.2g, Grasas: 1.3g

5. Jugo de Brotes de Bruselas y Perejil

Ingredientes:

1 taza de Brotes de Bruselas, en trozos

1 taza de perejil, en trozos

2 puerros enteros, en trozos

2 kiwis enteros, en trozos

Un puñado de espinaca, en trozos

½ taza de agua

Preparación:

Lavar los brotes de Bruselas y recortar las hojas externas. Cortar por la mitad y dejar a un lado.

Lavar el perejil bajo agua fría y dejar a un lado.

Lavar los puerros y trozarlos. Dejar a un lado.

Pelar los kiwis y cortarlos por la mitad. Dejar a un lado.

Lavar la espinaca y dejar a un lado.

Procesar los brotes de Bruselas, perejil, puerros, kiwis y espinaca en una juguera. Transferir a un vaso y añadir el agua.

Refrigerar 5 minutos antes de servir.

Información nutricional por porción: Kcal: 207, Proteínas: 9.8g, Carbohidratos: 58.1g, Grasas: 2.1g

6.   Jugo de Naranja y Zanahoria

Ingredientes:

1 naranja grande, sin piel

1 zanahoria grande, en rodajas

1 taza de zapallo calabaza, en cubos

1 limón entero, sin piel

1 taza de pepino, en rodajas

¼ cucharadita de cúrcuma, molida

Preparación:

Pelar la naranja y dividirla en gajos. Cortar cada gajo por la mitad y dejar a un lado.

Lavar y pelar la zanahoria. Cortar en rodajas finas y dejar a un lado.

Lavar la calabaza y cortar en cubos pequeños. Rellenar un vaso medidor y reservar el resto en la nevera. Dejar a un lado.

Pelar el limón y cortarlo por la mitad. Dejar a un lado.

Lavar el pepino y cortarlo en rodajas finas. Rellenar un vaso medidor y reservar el resto.

Combinar la naranja, zanahoria, calabaza, limón y pepino en una juguera, y pulsar. Transferir a un vaso y añadir la cúrcuma.

Agregar hielo picado y servir inmediatamente.

Información nutricional por porción: Kcal: 127, Proteínas: 4.6g, Carbohidratos: 40.7g, Grasas: 0.9g

7. Jugo de Pepino y Alcachofa

Ingredientes:

1 taza de verdes de nabo

1 pepino grande

1 cabeza de alcachofa grande

5 varas de espárragos grandes

Preparación:

Lavar el pepino y cortarlo en rodajas gruesas. Dejar a un lado.

Recortar la hoja externa de la alcachofa. Trozar y dejar a un lado.

Lavar los verdes de nabo y trozarlos. Dejar a un lado.

Lavar las varas de espárragos y recortar las puntas. Trozar y dejar a un lado. Procesar el pepino, alcachofa, verdes de nabo y espárragos en una juguera. Transferir a vasos y añadir algunos cubos de hielo antes de servir.

Información nutricional por porción: Kcal: 101, Proteínas: 10.1g, Carbohidratos: 35.8g, Grasas: 0.8g

8.   Jugo de Mango y Damasco

Ingredientes:

1 taza de mango, en trozos

3 damascos enteros, en trozos

1 taza de moras

1 taza de espinaca fresca, en trozos

1 lima entera, sin piel

Preparación:

Pelar el mango y trozar. Rellenar un vaso medidor y reservar el resto. Dejar a un lado.

Lavar los damascos y cortarlos por la mitad. Remover los carozos y trozar. Dejar a un lado.

Lavar las moras usando un colador. Colar y dejar a un lado.

Lavar la espinaca bajo agua fría. Colar y trozar. Dejar a un lado.

Pelar la lima y cortarla por la mitad. Dejar a un lado.

Combinar el mango, damascos, moras, espinaca y lima en

una juguera. Pulsar, transferir a un vaso y refrigerar 10 minutos antes de servir.

Información nutricional por porción: Kcal: 201, Proteínas: 11.1g, Carbohidratos: 61.5g, Grasas: 2.6g

9. Jugo de Apio y Menta

Ingredientes:

5 tallos pequeños de apio

¼ taza de menta fresca

¼ taza de espinaca fresca

1 lima grande, sin piel

3 onzas de agua de coco

Preparación:

Lavar los tallos de apio y trozar. Dejar a un lado.

Combinar la menta y espinaca en un colador grande. Lavar bajo agua fría y colar. Trozar y dejar a un lado.

Pelar la lima y cortarla por la mitad. Dejar a un lado.

Combinar la lima, apio, espinaca y menta en una juguera, y pulsar. Transferir a un vaso y añadir el agua de coco. Refrigerar 20 minutos antes de servir.

Información nutricional por porción: Kcal: 45, Proteínas: 2.2g, Carbohidratos: 16.8g, Grasas: 1.6g

10.   Jugo de Limón y Pimiento

Ingredientes:

1 limón grande, sin piel

½ pimiento rojo, sin semillas

½ pimiento amarillo, sin semillas

1 manzana verde, sin centro

2 cucharadas de semillas de chía

Preparación:

Pelar el limón y cortarlo por la mitad. Ponerlo en un tazón y dejar a un lado.

Lavar el pimiento y cortarlo por la mitad. Remover las semillas y cortar una mitad de cada uno en un tazón. Reservar el resto. Lavar la manzana y remover el centro. Trozar y dejar a un lado. Procesar el limón, pimientos y manzana en una juguera. Transferir a un vaso y añadir las semillas de chía. Refrigerar 15 minutos y revolver nuevamente. Agregar agua para ajustar el espesor.

Información nutricional por porción: Kcal: 136, Proteínas: 4.3g, Carbohidratos: 31.2g, Grasas: 6.1g

11.   Jugo de Ananá y Limón

Ingredientes:

1 taza de ananá, sin piel

½ limón grande, sin piel

1 taza de sandía, sin piel ni semillas

½ cucharadita de jengibre, molido

Preparación:

Cortar la parte superior del ananá y pelarlo. Cortar en rodajas finas. Rellenar un vaso medidor y reservar el resto.

Pelar el limón y cortarlo por la mitad. Reservar una mitad en la nevera. Dejar a un lado.

Combinar los ingredientes en una juguera, y pulsar.

Transferir a vasos y agregar algunos cubos de hielo. Servir inmediatamente.

Información nutricional por porción: Kcal: 41, Proteínas: 1.4g, Carbohidratos: 10.2g, Grasas: 0.1g

12.   Jugo de Pepino y Pera

Ingredientes:

2 pepinos grandes

1 pera grande, sin centro

1 taza de uvas negras

1 lima, sin piel

Preparación:

Lavar los pepinos y cortarlos en rodajas finas. Dejar a un lado.

Lavar la pera y cortarla por la mitad. Remover el centro y trozar. Dejar a un lado. Lavar las uvas y remover las semillas. Dejar a un lado. Pelar la lima y cortarla por la mitad. Dejar a un lado. Combinar los pepinos, pera, uvas y lima en una juguera, y pulsar. Transferir a un vaso y refrigerar 5 minutos antes de servir.

Información nutricional por porción: Kcal: 113, Proteínas: 18.3g, Carbohidratos: 31.3g, Grasas: 0.1g

13.   Jugo de Repollo y Limón

Ingredientes:

1 taza de repollo verde

1 limón grande, sin piel

Un puñado de espinaca

1 cabeza de alcachofa mediana

1 pepino grande

Preparación:

Lavar el repollo y espinaca bajo agua fría, y romper con las manos. Dejar a un lado.

Pelar el limón y cortarlo por la mitad. Dejar a un lado.

Recortar la hoja externa de la alcachofa. Trozar y dejar a un lado.

Lavar el pepino y cortarlo en rodajas gruesas. Dejar a un lado.

Procesar el repollo, limón, espinaca, pepino y alcachofa en una juguera.

Transferir a vasos y añadir hielo.

Información nutricional por porción: Kcal: 99, Proteínas: 8.8g, Carbohidratos: 36.4g, Grasas: 0.9g

14.   Jugo de Col Rizada y Lechuga

Ingredientes:

1 taza de col rizada fresca

1 taza de Lechuga romana

1 taza de Acelga

1 tomate grande

1 bulbo de hinojo grande

1 taza de verdes de ensalada

Preparación:

Lavar la col rizada, lechuga, acelga y verdes de ensalada bajo agua fría. Trozar y dejar a un lado.

Lavar el tomate y cortarlo en cuartos. Dejar a un lado. Lavar el bulbo de hinojo y recortar las capas marchitas. Trozar y dejar a un lado. Procesar la col rizada, lechuga, acelga, tomate, hinojo y verdes de ensalada en una juguera. Transferir a vasos y refrigerar 15 minutos antes de servir.

Información nutricional por porción: Kcal: 106, Proteínas: 9.7g, Carbohidratos: 34.8g, Grasas: 1.8g

15.   Jugo de Alcachofa y Batata

Ingredientes:

1 cabeza de alcachofa grande

1 taza de batatas, en cubos

1 puñado grande de espinaca

1 taza de verdes de nabo, en trozos

1 taza de albahaca, en trozos

2 onzas de agua

¼ cucharadita de Sal Himalaya

Preparación:

Recortar las hojas externas de la alcachofa. Trozar y dejar a un lado.

Pelar la batata y trozarla. Dejar a un lado.

Combinar la espinaca, verdes de nabo y albahaca en un colador, y lavar bajo agua fría. Colar y trozar. Dejar a un lado.

Procesar la alcachofa, batata, espinaca, verdes de nabo y

albahaca en una juguera. Transferir a un vaso y añadir el agua y sal Himalaya.

Agregar hielo y servir inmediatamente.

Información nutricional por porción: Kcal: 202, Proteínas: 18.6g, Carbohidratos: 60.7g, Grasas: 1.9g

16.   Jugo Verde de Limón y Manzana

Ingredientes:

1 limón entero, sin piel

2 manzanas verdes, sin centro

½ taza de col rizada fresca

1 pera grande, sin centro

Preparación:

Pelar el limón y cortarlo por la mitad. Dejar a un lado.

Lavar la manzana y cortarla por la mitad. Remover el centro y trozar. Dejar a un lado.

Lavar la col rizada bajo agua fría. Colar y trozar. Dejar a un lado. Lavar la pera y cortarla por la mitad. Remover el centro y trozar. Dejar a un lado. Combinar el limón, manzana, col rizada y pera en una juguera, y pulsar. Transferir a un vaso y añadir algunos cubos de hielo antes de servir.

Información nutricional por porción: Kcal: 120, Proteínas: 3.2g, Carbohidratos: 62.5g, Grasas: 1.2g

17.   Jugo de Brócoli y Zanahoria

Ingredientes:

½ taza de brócoli fresco, en trozos

3 zanahorias grandes

2 naranjas grandes, sin piel

4 hojas de verdes de ensalada

4 hojas de col rizada frescas

1 diente de ajo, sin piel

Preparación:

Lavar el brócoli y recortar las capas externas. Trozar y reservar el resto. Dejar a un lado.

Lavar las zanahorias y trozar.

Pelar las naranjas y dividirlas en gajos. Dejar a un lado.

Lavar los verdes de ensalada bajo agua fría y colar. Trozar y dejar a un lado.

Combinar el brócoli, zanahorias, naranjas y verdes de ensalada en una juguera, y pulsar.

Transferir a un vaso y servir inmediatamente.

Información nutricional por porción: Kcal: 171, Proteínas: 9.2g, Carbohidratos: 43.3g, Grasas: 2.3g

18.   Jugo de Brócoli y Pepino

Ingredientes:

1 taza de brócoli, en trozos

1 pepino grande

1 taza de palta, en trozos

1 limón grande, sin piel

1 lima grande, sin piel

1 onza de agua

Preparación:

Lavar el brócoli y trozarlo. Dejar a un lado.

Lavar el pepino y cortarlo en rodajas gruesas. Dejar a un lado.

Pelar la palta y cortarla por la mitad. Remover el carozo y trozar. Dejar a un lado.

Pelar el limón y lima. Cortarlos por la mitad. Dejar a un lado.

Procesar el brócoli, pepino, palta, limón y lima en una juguera. Transferir a vasos y añadir el agua.

Agregar hielo y servir inmediatamente.

Información nutricional por porción: Kcal: 281, Proteínas: 8.3g, Carbohidratos: 38.8g, Grasas: 22.8g

19. Jugo de Remolacha y Cúrcuma

Ingredientes:

1 taza de verdes de remolacha, en trozos

¼ cucharadita de cúrcuma, molida

2 tazas de perejil, en trozos

1 pepino entero, en rodajas

1 taza de apio, en trozos

1 puerro entero, en trozos

¼ cucharadita de comino, molido

Preparación:

Combinar los verdes de remolacha y perejil en un colador grande. Lavar bajo agua fría y colar. Trozar y dejar a un lado.

Lavar el pepino y cortarlo en rodajas finas. Dejar a un lado.

Lavar el apio y trozarlo. Rellenar un vaso medidor y reservar el resto en la nevera. Dejar a un lado.

Lavar el puerro y trozarlo. Dejar a un lado.

Combinar el perejil, verdes de remolacha, pepino, apio y puerro en una juguera, y pulsar. Transferir a un vaso y añadir la cúrcuma y comino.

Servir inmediatamente.

Información nutricional por porción: Kcal: 127, Proteínas: 8.4g, Carbohidratos: 35.7g, Grasas: 1.7g

20.   Jugo de Pepino y Ananá

Ingredientes:

1 pepino grande

1 taza de ananá, en trozos

3 tallos de apio

½ taza de espinaca fresca

¼ cucharadita de jengibre, molido

¼ cucharadita de cúrcuma, molida

Preparación:

Lavar el pepino y cortarlo en rodajas finas. Dejar a un lado.

Cortar la parte superior del ananá y pelarlo. Cortar en rodajas finas. Rellenar un vaso medidor y reservar el resto.

Lavar el apio y trozarlo. Dejar a un lado.

Lavar la espinaca bajo agua fría, y colar. Trozar y dejar a un lado.

Combinar el pepino, ananá, apio y espinaca en una juguera, y pulsar.

Transferir a vasos y añadir la cúrcuma y jengibre.

Servir inmediatamente.

Información nutricional por porción: Kcal: 109, Proteínas: 3.3g, Carbohidratos: 61.2g, Grasas: 1.3g

21. Jugo de Naranja y Pepino

Ingredientes:

1 taza de brócoli, en trozos

2 naranjas grandes, sin piel

1 pepino grande, sin piel

1 zanahoria grande

Preparación:

Lavar el brócoli y recortar las hojas externas. Trozar y rellenar un vaso medidor. Reservar el resto en la nevera.

Pelar las naranjas y dividirlas en gajos. Dejar a un lado. Lavar el pepino y cortarlo en rodajas finas. Dejar a un lado. Combinar el brócoli, naranjas, pepino y zanahoria en una juguera, y pulsar. Transferir a vasos y agregar algunos cubos de hielo.

Servir inmediatamente.

Información nutricional por porción: Kcal: 68, Proteínas: 2.3g, Carbohidratos: 19.7g, Grasas: 0.1g

22.　Jugo de Manzana y Jengibre

Ingredientes:

1 manzana Granny Smith grande, sin centro y en trozos

1 nudo de jengibre pequeño, sin piel

1 taza de apio, en trozos

1 taza de menta fresca, en trozos

¼ cucharadita de miel líquida

1 onza de agua

Preparación:

Lavar la manzana y cortarla por la mitad. Remover el centro y trozar. Dejar a un lado.

Pelar el nudo de jengibre y trozar. Dejar a un lado.

Lavar el apio y trozarlo. Rellenar un vaso medidor y reservar el resto.

Lavar la menta bajo agua fría, colar y trozar.

Combinar la manzana, jengibre, apio y menta en una juguera, y pulsar. Transferir a un vaso y añadir la miel y agua.

Refrigerar 5 minutos antes de servir.

Información nutricional por porción: Kcal: 121, Proteínas: 2.6g, Carbohidratos: 35.8g, Grasas: 0.8g

23.   Jugo de Cebolla de Verdeo y Pimiento

Ingredientes:

1 cebolla de verdeo mediana

1 pimiento grande, sin semillas

1 taza de tomates cherry

1 diente de ajo, sin piel

¼ cucharadita de Pimienta cayena, molida

¼ cucharadita de sal

Un puñado de cilantro fresco

Preparación:

Lavar la cebolla de verdeo y trozar. Dejar a un lado.

Lavar el pimiento y cortarlo por la mitad. Remover las semillas y trozar. Dejar a un lado.

Lavar el cilantro y romper con las manos. Dejar a un lado.

Lavar los tomates cherry y ponerlos en un tazón. Cortar por la mitad y reservar el jugo. Dejar a un lado.

Pelar el ajo y dejar a un lado.

Procesar la cebolla de verdeo, pimiento, cilantro, tomates y ajo en una juguera.

Transferir a un vaso y añadir la pimienta cayena y sal.

Refrigerar 5 minutos y servir.

Información nutricional por porción: Kcal: 41, Proteínas: 2.8g, Carbohidratos: 11.5g, Grasas: 0.6g

24. Jugo de Manzana Verde

Ingredientes:

1 taza de uvas verdes

1 manzana Granny Smith, sin centro

3 zanahorias grandes

1 limón grande, sin piel

Un puñado de espinaca

2 onzas de agua

Preparación:

Lavar las uvas y dejar a un lado.

Lavar la manzana y remover el centro. Trozar y dejar a un lado.

Lavar las zanahorias y cortar en rodajas gruesas. Dejar a un lado.

Pelar el limón y cortarlo por la mitad. Dejar a un lado.

Lavar la espinaca bajo agua fría, trozarla y dejar a un lado.

Combinar las uvas, manzana, zanahorias, limón y espinaca

en una juguera, y pulsar. Transferir a un vaso y añadir el agua.

Refrigerar 10 minutos antes de servir.

Información nutricional por porción: Kcal: 208, Proteínas: 1.4g, Carbohidratos: 62.6g, Grasas: 1.4g

25. Jugo de Brócoli y Zanahoria

Ingredientes:

1 taza de brócoli fresco

4 zanahorias grandes

1 manzana verde grande, sin centro

1 cucharadita de raíz de jengibre

2 tazas de coliflor, en trozos

Preparación:

Lavar el brócoli y recortar las hojas externas. Trozar y rellenar un vaso medidor. Reservar el resto en la nevera.

Lavar las zanahorias y cortarlas en rodajas finas. Dejar a un lado.

Lavar la manzana y cortarla por la mitad. Remover el centro y trozar. Dejar a un lado.

Pelar la raíz de jengibre y dejar a un lado.

Lavar la coliflor y recortar las hojas externas. Trozar y dejar a un lado.

Combinar el brócoli, zanahorias, manzana, jengibre y coliflor en una juguera, y pulsar.

Transferir a vasos y decorar con menta.

Información nutricional por porción: Kcal: 136, Proteínas: 6.3g, Carbohidratos: 42.8g, Grasas: 1.2g

26.   Jugo de Manzana y Espinaca

Ingredientes:

1 manzana grande, sin centro

1 taza de espinaca fresca

1 cucharada de semillas de chía

¼ cucharadita de canela, molida

Preparación:

Lavar la manzana y cortarla por la mitad. Remover el centro y trozar. Dejar a un lado.

Lavar la espinaca bajo agua fría. Colar y trozar. Dejar a un lado. Combinar la manzana, espinaca y chía en una juguera, y pulsar. Transferir a vasos y añadir la canela.

Refrigerar 10 minutos y servir.

Información nutricional por porción: Kcal: 121, Proteínas: 4.3g, Carbohidratos: 27.8g, Grasas: 5.3g

27.   Jugo de Pera y Zanahoria

Ingredientes:

1 pera grande, sin centro

3 zanahorias grandes

1 pepino mediano

1 limón grande, sin piel

¼ taza de menta fresca

½ taza de brócoli

½ cucharadita de jengibre, molido

½ cucharadita de polvo de té verde

2 onzas de agua

Preparación:

Lavar la pera y cortarla por la mitad. Remover el centro y trozar. Dejar a un lado.

Lavar las zanahorias y pepino. Cortar en rodajas finas y dejar a un lado.

Pelar el limón y cortarlo por la mitad. Dejar a un lado.

Combinar la pera, zanahorias, pepino, limón, menta, jengibre y brócoli en una juguera, y pulsar.

Mezclar el agua con el té verde en un vaso, y añadir el jugo.

Mezclar y agregar algunos cubos de hielo. Servir inmediatamente.

Información nutricional por porción: Kcal: 141, Proteínas: 5.5g, Carbohidratos: 45.7g, Grasas: 0.9g

28.   Jugo de Berro y Calabaza

Ingredientes:

1 taza de berro, en trozos

1 taza de calabaza, en trozos

1 taza de tomates cherry, por la mitad

1 taza de verdes de ensalada, en trozos

1 pepino grande

Preparación:

Combinar el berro y verdes de ensalada en un colador, y lavar bien. Romper con las manos y dejar a un lado.

Pelar la calabaza y cortarla por la mitad. Remover las semillas, cortar un gajo grande y pelarlo. Trozar y dejar a un lado. Reservar el resto.

Lavar los tomates y ponerlo en un tazón. Cortar por la mitad y reservar el jugo. Dejar a un lado.

Lavar el pepino y cortarlo en rodajas gruesas. Dejar a un lado.

Procesar el berro, verdes de ensalada, calabaza, tomates y

pepino en una juguera. Transferir a un vaso y añadir el jugo de tomate. Agregar hielo antes de servir.

Información nutricional por porción: Kcal: 96, Proteínas: 6.4g, Carbohidratos: 27.4g, Grasas: 1g

29.   Jugo de Calabacín y Espárragos

Ingredientes:

2 calabacines medianos, en rodajas

6 tallos medianos de espárragos, recortados y en trozos

3 tomates roma, en trozos

4 zanahorias grandes, en rodajas

Preparación:

Lavar el calabacín y cortarlo en rodajas finas. Dejar a un lado.

Lavar los espárragos y recortar las puntas. Trozar y dejar a un lado.

Lavar los tomates y trozarlos. Reservar el jugo. Lavar las zanahorias y cortarlas en rodajas finas. Dejar a un lado. Combinar los ingredientes en una juguera, y pulsar. Transferir a vasos y servir inmediatamente.

Información nutricional por porción: Kcal: 92, Proteínas: 5.4g, Carbohidratos: 27.3g, Grasas: 0.9g

30. Jugo de Apio y Manzana

Ingredientes:

3 tallos de apio

1 manzana verde grande, sin centro

1 limón grande, sin piel

½ taza de cilantro

½ cucharadita de jengibre, molido

Preparación:

Lavar el apio y trozarlo. Dejar a un lado.

Lavar la manzana y cortarla por la mitad. Remover el centro y trozar. Dejar a un lado. Pelar el limón y cortarlo por la mitad. Dejar a un lado.Combinar el apio, manzana, limón y cilantro en una juguera. Pulsar, transferir a un vaso y añadir el jengibre. Agregar algunos cubos de hielo y servir inmediatamente.

Información nutricional por porción: Kcal: 73, Proteínas: 2.2g, Carbohidratos: 26.7g, Grasas: 0.1g

31.   Jugo de Chía y Zanahoria

Ingredientes:

3 zanahorias grandes

2 manzanas grandes, sin centro

½ cucharadita de jengibre, molido

1 cucharada de semillas de chía

Preparación:

Lavar las zanahorias y cortarlas en rodajas finas. Dejar a un lado.

Lavar las manzanas y cortarlas por la mitad. Remover el centro y trozar. Dejar a un lado.

Combinar las zanahorias, manzanas y jengibre en una juguera, y pulsar.

Transferir a un vaso y añadir las semillas de chía. Agregar algunos cubos de hielo.

Información nutricional por porción: Kcal: 177, Proteínas: 3.2g, Carbohidratos: 28.4g, Grasas: 4.6g

32. Jugo de Col Rizada y Manzana

Ingredientes:

1 hinojo mediano

½ taza de col rizada fresca

1 manzana verde grande, sin centro

4 mandarinas, sin piel

Preparación:

Lavar la col rizada bajo agua fría, colar y dejar a un lado.

Lavar la manzana y cortarla por la mitad. Remover el centro y trozar. Dejar a un lado.

Pelar las mandarinas y dividirlas en gajos. Dejar a un lado.

Recortar las hojas externas del hinojo. Lavar y trozar. Dejar a un lado. Combinar la col rizada, manzana, mandarinas e hinojo en una juguera, y pulsar. Transferir a vasos y agregar algunos cubos de hielo, o refrigerar antes de usar.

Información nutricional por porción: Kcal: 121, Proteínas: 4.3g, Carbohidratos: 31.3g, Grasas: 1.3g

33. Jugo de Lima y Pepino

Ingredientes:

1 lima grande, sin piel

1 pepino grande

½ taza de col rizada fresca

1 tallo de apio

1 pimiento jalapeño pequeño, sin semillas

Preparación:

Pelar la lima y cortarla por la mitad. Dejar a un lado.

Lavar el pepino y cortarlo en rodajas finas. Dejar a un lado.

Lavar la col rizada bajo agua fría. Colar y dejar a un lado. Lavar el apio y trozarlo. Dejar a un lado. Combinar la lima, pepino, col rizada y apio en una juguera, y pulsar. Agregar agua de coco si está muy picante. Transferir a un vaso y añadir algunos cubos de hielo. Servir inmediatamente.

Información nutricional por porción: Kcal: 171, Proteínas: 3.2g, Carbohidratos: 47.3g, Grasas: 1.3g

34.   Jugo de Granada y Calabaza

Ingredientes:

1 taza de semillas de granada

1 taza de calabaza, en cubos

1 naranja mediana, sin piel

3 ciruelas enteras, sin carozo y en trozos

¼ cucharadita de jengibre, molido

1 onza de agua

Preparación:

Cortar la parte superior de la granada y deslizar hacia las membranas blancas. Remover las semillas a un vaso medidor y dejar a un lado.

Cortar la parte superior de la calabaza. Cortar por la mitad y remover las semillas. Cortar un gajo grande y pelarlo. Cortar en cubos y rellenar un vaso medidor. Reservar el resto en la nevera.

Lavar las ciruelas y cortarlas por la mitad. Remover los carozos y trozar. Dejar a un lado.

Pelar la naranja y dividirla en gajos. Cortar cada gajo por la mitad y dejar a un lado.

Combinar la granada, calabaza, ciruelas y naranja en una juguera. Pulsar, transferir a un vaso y añadir el jengibre y agua.

Refrigerar 5 minutos antes de servir.

Información nutricional por porción: Kcal: 214, Proteínas: 5.2g, Carbohidratos: 61.8g, Grasas: 1.8g

35. Jugo de Kiwi y Pepino

Ingredientes:

2 kiwis, sin piel

1 pepino grande

1 taza de frutillas frescas

1 lima entera, sin piel

2 cucharadas de menta fresca

Preparación:

Pelar los kiwis y cortarlos por la mitad. Dejar a un lado.

Lavar el pepino y cortarlo en rodajas finas. Dejar a un lado.

Lavar las frutillas y remover las hojas. Trozar y dejar a un lado. Pelar la lima y cortarla por la mitad. Dejar a un lado.

Combinar los kiwis, pepino, frutillas, lima y menta en una juguera, y pulsar. Transferir a vasos y refrigerar antes de usar.

Información nutricional por porción: Kcal: 91, Proteínas: 3.1g, Carbohidratos: 29.9g, Grasas: 0.9g

36.   Jugo de Remolacha e Hinojo

Ingredientes:

1 taza de remolacha, en trozos

1 taza de hinojo, en rodajas

2 tomates grandes, sin piel

1 cucharada de menta fresca, en trozos

1 taza de lechuga roja, rallada

½ cucharadita de jengibre, molido

Preparación:

Lavar la remolacha y recortar las puntas. Trozar y dejar a un lado.

Lavar el bulbo de hinojo y recortar las capas marchitas. Trozar y dejar a un lado.

Lavar los tomates y ponerlos en un tazón. Cortar en cuartos y reservar el jugo.

Lavar la lechuga y romper con las manos. Dejar a un lado.

Combinar la remolacha, hinojo, tomates, menta y lechuga

en una juguera, y pulsar.

Transferir a vasos y añadir el jengibre molido

Refrigerar 10 minutos antes de servir.

Información nutricional por porción: Kcal: 111, Proteínas: 6.9g, Carbohidratos: 34.8g, Grasas: 1.2g

37. Jugo de Apio y Col Rizada

Ingredientes:

1 taza de apio, en trozos

1 taza de col rizada fresca, en trozos

1 taza de espárragos, recortados

1 taza de verdes de mostaza, en trozos

1 limón grande

1 pepino grande

Preparación:

Lavar el apio y trozarlo. Dejar a un lado.

Combinar la col rizada y verdes de mostaza en un colador, y lavar bajo agua fría. Romper con las manos y dejar a un lado.

Lavar los espárragos y recortar las puntas. Trozar y dejar a un lado.

Pelar el limón y cortarlo por la mitad. Dejar a un lado.

Lavar el pepino y cortarlo en rodajas gruesas. Dejar a un

lado.

Procesar el apio, col rizada, espárragos, verdes de mostaza, limón y pepino en una juguera.

Transferir a un vaso y añadir algunos cubos de hielo antes de servir.

Información nutricional por porción: Kcal: 107, Proteínas: 10.7g, Carbohidratos: 33g, Grasas: 1.7g

38. Jugo de Perejil y Manzana

Ingredientes:

2 cucharadas de perejil fresco

2 manzanas grandes, sin centro

2 zanahorias grandes

½ taza de espinaca fresca

¼ cucharadita de jengibre, molido

1 cucharada de linaza

Preparación:

Combinar el perejil y espinaca en un colador grande. Lavar bajo agua fría, colar y trozar. Dejar a un lado.

Lavar las manzanas y cortarlas por la mitad. Remover el centro y trozar. Dejar a un lado.

Lavar las zanahorias y cortarlas en rodajas finas. Dejar a un lado.

Combinar el perejil, manzanas, espinaca y zanahorias en una juguera. Pulsar, transferir a un vaso y añadir el jengibre y linaza.

Agregar algunos cubos de hielo y servir.

Información nutricional por porción: Kcal: 119, Proteínas: 4.3g, Carbohidratos: 62.2g, Grasas: 2.3g

39. Jugo de Calabacín y Zanahoria

Ingredientes:

1 calabacín mediano, en trozos

1 zanahoria grande, en rodajas

1 alcachofa grande

1 lechuga roja, en trozos

1 taza de berro, en trozos

3 onzas de agua

Preparación:

Pelar el calabacín y cortarla por la mitad. Remover las semillas y trozar. Dejar a un lado.

Lavar la zanahoria y cortarla en rodajas gruesas. Dejar a un lado.

Recortar las hojas externas de la alcachofa. Trozar y dejar a un lado.

Combinar la lechuga roja y berro en un colador. Lavar bajo agua fría. Colar y romper con las manos. Dejar a un lado.

Procesar el calabacín, zanahoria, alcachofa, lechuga roja y berro en una juguera. Transferir a un vaso y añadir el agua.

Puede rociar con menta fresca, pero es opcional.

Agregar algunos cubos de hielo y servir inmediatamente.

Información nutricional por porción: Kcal: 94, Proteínas: 9.4g, Carbohidratos: 31.1g, Grasas: 1.1g

40. Jugo de Col Rizada y Calabaza

Ingredientes:

¼ taza de col rizada fresca

½ calabaza amarilla, sin piel y en trozos

1 brócoli mediano

1 manzana grande, sin centro

¼ taza de espinaca fresca

4 zanahorias pequeñas, en rodajas

Preparación:

Combinar la col rizada y espinaca en un colador grande. Lavar bajo agua fría y trozar. Dejar a un lado.

Pelar la calabaza y cortarla por la mitad. Remover las semillas y trozar. Reservar el resto en la nevera.

Lavar el brócoli y trozarlo. Dejar a un lado.

Lavar la manzana y cortarla por la mitad. Remover el centro y trozar. Dejar a un lado.

Lavar y pelar la zanahoria. Cortar en rodajas finas y dejar a un lado.

Combinar la col rizada, espinaca, calabaza, brócoli, manzana y zanahoria en una juguera. Pulsar, transferir a un vaso y añadir algunos cubos de hielo.

Servir inmediatamente.

Información nutricional por porción: Kcal: 81, Proteínas: 2.3g, Carbohidratos: 18.4g, Grasas: 0.2g

41.   Jugo de Frutilla y Manzana

Ingredientes:

1 taza de frutillas

1 manzana verde grande, sin centro

3 duraznos grandes, sin carozo

¼ cucharadita de canela, molida

Preparación:

Lavar las frutillas y remover las hojas. Trozar y rellenar un vaso medidor. Reservar el resto en la nevera.

Lavar la manzana y cortarla por la mitad. Remover el centro y trozar. Dejar a un lado. Lavar los duraznos y cortarlos por la mitad. Remover los carozos y trozar. Dejar a un lado. Combinar las frutillas, manzana y duraznos en una juguera. Pulsar, transferir a un vaso y añadir la canela.

Refrigerar 10 minutos antes de servir.

Información nutricional por porción: Kcal: 64, Proteínas: 1.2g, Carbohidratos: 18.3g, Grasas: 0.1g

42.   Jugo de Arándanos y Pomelo

Ingredientes:

1 taza de arándanos

1 pomelo entero, sin piel

1 taza de palta, en cubos

1 manzana Roja Deliciosa pequeña, sin centro

1 cucharadita de extracto de menta

Preparación:

Poner los arándanos en un colador. Lavar bajo agua fría, colar y dejar a un lado.

Pelar el pomelo y dividirlo en gajos. Cortar cada gajo por la mitad y dejar a un lado.

Pelar la palta y cortarla por la mitad. Remover el carozo y cortar en cubos. Rellenar un vaso medidor y reservar el resto en la nevera.

Lavar la manzana y cortarla por la mitad. Remover el centro y trozar. Dejar a un lado.

Combinar los arándanos, pomelo, palta y manzana en una

juguera, y pulsar. Transferir a un vaso y añadir el extracto de menta.

Refrigerar 5 minutos antes de servir.

Información nutricional por porción: Kcal: 436, Proteínas: 6.4g, Carbohidratos: 69.5g, Grasas: 23.2g

43.   Jugo de Limón y Papaya

Ingredientes:

1 limón grande, sin piel y por la mitad

1 taza de papaya, en trozos

1 manzana verde grande, sin centro

1 taza de cantalupo, en cubos

1 pepino grande

Preparación:

Pelar el limón y cortarlo por la mitad. Dejar a un lado.

Pelar la papaya y cortarla por la mitad. Remover las semillas y pulpa. Trozar y rellenar un vaso medidor. Refrigerar el resto. Dejar a un lado.

Lavar la manzana y remover el centro. Trozar y dejar a un lado.

Cortar el cantalupo por la mitad. Remover las semillas y pulpa. Cortar dos gajos y pelarlos. Trozar y dejar a un lado. Reservar el resto en la nevera.

Lavar el pepino y cortarlo en rodajas gruesas. Dejar a un

lado.

Procesar el limón, papaya, manzana, cantalupo y pepino en una juguera. Transferir a un vaso y agregar algunos cubos de hielo antes de servir.

Información nutricional por porción: Kcal: 245, Proteínas: 5.5g, Carbohidratos: 72.8g, Grasas: 1.6g

44.   Jugo de Col Rizada y Manzana

Ingredientes:

½ taza de col rizada fresca

1 manzana verde grande, sin centro

½ taza de semillas de granada

¼ cucharadita de jengibre, molido

3-4 hojas de menta fresca

Preparación:

Lavar la col rizada bajo agua fría. Colar y trozar. Dejar a un lado.

Lavar la manzana y cortarla por la mitad. Remover el centro y trozar. Dejar a un lado.

Cortar la parte superior de la granada y deslizar hacia las membranas blancas. Remover las semillas a un tazón pequeño. Dejar a un lado.

Combinar la col rizada, manzana y semillas de granada en una juguera, y pulsar. Transferir a un vaso y añadir el jengibre.

Agregar algunos cubos de hielo y cubrir con hojas de menta.

Información nutricional por porción: Kcal: 143, Proteínas: 6.2g, Carbohidratos: 41.2g, Grasas: 2.4g

45.   Jugo de Naranja y Coco

Ingredientes:

1 naranja grande, sin piel

1 cucharadita de azúcar de coco pura

½ taza de calabaza, en trozos

2 rodajas de jengibre fresco

1 manzana Roja Deliciosa grande, sin piel ni centro

1 zanahoria grande, en rodajas

Preparación:

Pelar la naranja y dividirla en gajos. Dejar a un lado.

Pelar las rodajas de jengibre y trozarlo. Dejar a un lado.

Combinar 2 cucharadas de agua y el azúcar de coco en un tazón pequeño. Revolver y dejar reposar 5 minutos.

Pelar la calabaza y remover las semillas. Cortar en cubos y reservar el resto en la nevera.

Lavar la manzana y remover el centro. Trozar y dejar a un lado.

Lavar la zanahoria y cortarla en rodajas finas. Dejar a un lado.

Procesar la naranja, jengibre, calabaza, manzana y zanahoria en una juguera. Transferir a un vaso y añadir la mezcla de coco.

Agregar algunos cubos de hielo y servir inmediatamente.

Información nutricional por porción: Kcal: 314, Proteínas: 5.3g, Carbohidratos: 61g, Grasas: 1.2g

46.   Jugo Italiano de Vegetales

Ingredientes:

3 pepinos grandes

1 pimiento grande, sin semillas

2 tomates grandes, por la mitad

2 dientes de ajo, sin piel

1 lima grande, sin piel

¼ taza de cilantro fresco

Preparación:

Lavar el pepino y cortarlo en rodajas finas. Dejar a un lado.

Lavar el pimiento y cortarlo por la mitad. Remover las semillas y trozar. Dejar a un lado.

Lavar los tomates y trozarlos. Reservar el jugo. Dejar a un lado.

Pelar la lima y cortarla por la mitad. Dejar a un lado.

Lavar el cilantro y trozarlo. Dejar a un lado.

Combinar el pepino, pimiento, tomates, lima y cilantro en una juguera. Pulsar, transferir a un vaso y servir inmediatamente.

Información nutricional por porción: Kcal: 109, Proteínas: 6.4g, Carbohidratos: 38.5g, Grasas: 1.2g

47. Jugo de Zanahoria y Pepino

Ingredientes:

1 zanahoria grande

1 pepino grande

1 taza de calabaza, en trozos

1 guayaba grande

1 naranja grande

1 cucharada de miel

Preparación:

Lavar la zanahoria y cortarla en rodajas finas. Dejar a un lado.

Pelar el pepino y cortarlo en rodajas finas. Dejar a un lado.

Pelar la calabaza y remover las semillas. Cortar en cubos y reservar el resto en la nevera.

Pelar la guayaba y trozarla. Dejar a un lado.

Combinar la zanahoria, pepino, calabaza, guayaba y naranja en una juguera, y pulsar.

Transferir a un vaso y añadir la miel.

Agregar hielo y servir inmediatamente.

Información nutricional por porción: Kcal: 266, Proteínas: 7.2g, Carbohidratos: 80.7g, Grasas: 1.4g

48.　　Jugo de Limón y Banana

Ingredientes:

1 limón entero, sin piel

1 banana grande, en trozos

1 taza de frutillas, en trozos

1 taza de ananá, en trozos

1 cucharada de menta fresca, picada

Preparación:

Pelar el limón y cortarlo por la mitad. Dejar a un lado.

Pelar la banana y trozar. Dejar a un lado. Lavar las frutillas y remover las ramas. Trozar y rellenar un vaso medidor. Reservar el resto en la nevera. Cortar la parte superior del ananá y pelarlo. Cortar en rodajas finas. Rellenar un vaso medidor y reservar el resto. Combinar el limón, banana, frutillas y ananá en una juguera. Pulsar, transferir a un vaso y añadir la menta. Agregar algunos cubos de hielo y servir inmediatamente.

Información nutricional por porción: Kcal: 224, Proteínas: 4.1g, Carbohidratos: 69.4g, Grasas: 1.3g

49.   Jugo de Pimiento y Albahaca

Ingredientes:

2 pimientos rojos grandes, en trozos

1 taza de albahaca fresca, en trozos

3 remolachas grandes, recortadas

1 lima grande, sin piel y por la mitad

1 taza de lechuga roja, en trozos

1 pepino grande

Preparación:

Lavar los pimientos y cortarlos por la mitad. Remover las semillas y trozar. Dejar a un lado.

Lavar la remolacha y recortar las partes verdes. Trozar y dejar a un lado.

Pelar la lima y cortarla por la mitad. Dejar a un lado.

Combinar la albahaca y lechuga roja en un colador grande, y lavar bajo agua fría. Colar y trozar. Dejar a un lado.

Lavar el pepino y cortarlo en rodajas finas. Dejar a un lado.

Procesar los pimientos, albahaca, remolacha, lima, lechuga roja y pepino en una juguera. Transferir a vasos y agregar algunos cubos de hielo.

Servir inmediatamente.

Información nutricional por porción: Kcal: 208, Proteínas: 10.5g, Carbohidratos: 59.2g, Grasas: 1.9g

50.   Jugo de Lima y Albahaca

Ingredientes:

½ taza de albahaca fresca

1 lima grande, sin piel

½ taza de Acelga

2 manzanas verdes, sin centro

¼ taza de menta fresca

Preparación:

Combinar la albahaca, acelga y menta en un colador grande, y lavar bajo agua fría. Colar y trozar. Dejar a un lado. Pelar la lima y cortarla por la mitad. Dejar a un lado.

Lavar las manzanas y cortarlas por la mitad. Remover el centro y trozar. Dejar a un lado. Combinar la albahaca, acelga, menta, lima y manzanas en una juguera. Pulsar. Transferir a un vaso y añadir algunos cubos de hielo, o refrigerar hasta usar.

Información nutricional por porción: Kcal: 114, Proteínas: 2.3g, Carbohidratos: 30.4g, Grasas: 0.2g

51.   Jugo de Rábano y Remolacha

Ingredientes:

3 rábanos grandes, en trozos

2 tazas de verdes de remolacha, en trozos

2 puerros grandes, en trozos

1 taza de verdes de ensalada, en trozos

1 pepino grande

½ cucharadita de Sal Himalaya

¼ cucharadita de Pimienta cayena, molida

3 onzas de agua

Preparación:

Lavar los rábanos y recortar las partes verdes. Cortar por la mitad y dejar a un lado.

Combinar los verdes de remolacha y verdes de ensalada en un colador. Lavar bajo agua fría, colar y dejar a un lado.

Lavar los puerros y trozarlos. Dejar a un lado.

Lavar el pepino y cortarlo en rodajas gruesas. Dejar a un

lado.

Combinar los rábanos, verdes de remolacha, puerros, verdes de ensalada y pepino en una juguera, y pulsar.

Transferir a vasos y añadir la sal, pimienta cayena y agua.

Refrigerar 10 minutos antes de servir.

Información nutricional por porción: Kcal: 148, Proteínas: 7.6g, Carbohidratos: 42.3g, Grasas: 1.2g

52. Jugo de Zanahoria y Berro

Ingredientes:

2 zanahorias grandes, en rodajas

½ taza de berro, en trozos

1 taza de ananá, en trozos

1 limón grande, sin piel

¼ cucharadita de raíz de jengibre fresca, molida

Preparación:

Lavar y pelar las zanahorias. Cortar en rodajas finas y dejar a un lado.

Lavar el berro bajo agua fría. Colar y trozar. Rellenar un vaso medidor y reservar el resto.

Cortar la parte superior del ananá y pelarlo. Trozar y rellenar un vaso medidor. Reservar el resto del ananá en la nevera.

Pelar el limón y cortarlo por la mitad. Dejar a un lado.

Combinar las zanahorias, berro, ananá y limón en una juguera. Pulsar, transferir a un vaso y añadir el jengibre.

Agregar hielo y servir.

Información nutricional por porción: Kcal: 101, Proteínas: 3.1g, Carbohidratos: 34.2g, Grasas: 1.1g

53.   Jugo de Ananá y Naranja

Ingredientes:

1 taza de trozos de ananá

1 naranja grande, sin piel ni gajos

1 taza de palta, en cubos

1 pepino grande, en rodajas

2 onzas de agua

Preparación:

Cortar la parte superior del ananá y pelarlo. Trozar, y reservar el resto en la nevera.

Pelar la naranja y dividirla en gajos. Dejar a un lado.

Pelar la palta y cortarla por la mitad. Remover el carozo y cortar en cubos. Rellenar un vaso medidor y reservar el resto en la nevera.

Lavar el pepino y cortarlo en rodajas gruesas. Dejar a un lado.

Combinar el ananá, naranja, ´palta y pepino en una juguera, y pulsar.

Transferir a vasos y añadir el agua. Agregar algunos cubos de hielo y servir inmediatamente.

Información nutricional por porción: Kcal: 375, Proteínas: 7.5g, Carbohidratos: 66.6g, Grasas: 22.15g

54. Jugo de Tomate y Verdes de Mostaza

Ingredientes:

1 tomate Roma mediano, en trozos

1 taza de verdes de mostaza, en trozos

2 tazas de Lechuga romana, en trozos

1 taza de perejil, en trozos

1 pepino entero, en rodajas

¼ cucharadita de cúrcuma, molida

¼ cucharadita de sal

Preparación:

Lavar el tomate y ponerlo en un tazón. Trozar y reservar el jugo. Dejar a un lado.

Combinar los verdes de mostaza, lechuga y perejil en un colador grande. Lavar y colar. Trozar y dejar a un lado.

Lavar el pepino y cortarlo en rodajas finas. Dejar a un lado.

Combinar el tomate, verdes de mostaza, lechuga, perejil y pepino en una juguera, y pulsar. Transferir a un vaso y añadir la cúrcuma, sal y jugo de tomate reservado.

Refrigerar 5 minutos antes de servir.

Información nutricional por porción: Kcal: 85, Proteínas: 7.6g, Carbohidratos: 25.3g, Grasas: 1.6g

55.   Jugo de Durazno y Granada

Ingredientes:

2 duraznos grandes, sin carozo

1 taza de semillas de granada

5 ciruelas grandes, sin carozo

1 zanahoria grande

Preparación:

Lavar las ciruelas y duraznos, y cortarlos por la mitad. Remover los carozos y dejar a un lado.

Cortar la parte superior de la granada y deslizar hacia las membranas blancas. Remover las semillas a un tazón pequeño. Dejar a un lado.

Lavar la zanahoria y trozarla. Dejar a un lado.

Combinar las ciruelas, duraznos, semillas de granada y zanahoria en una juguera, y pulsar.

Transferir a vasos y refrigerar 10 minutos antes de servir.

Información nutricional por porción: Kcal: 326, Proteínas: 7.6g, Carbohidratos: 94.2g, Grasas: 3.1g

56. Jugo de Remolacha y Lima

Ingredientes:

1 cabeza de coliflor pequeña, en trozos

2 remolachas grandes, recortadas

1 lima grande, sin piel y por la mitad

2 rábanos grandes, en trozos

¼ cucharadita de Sal Himalaya

3 onzas de agua

Preparación:

Lavar la remolacha y rábanos. Recortar las partes verdes y trozar. Dejar a un lado. Pelar la lima y cortarla por la mitad. Dejar a un lado. Recortar las hojas externas de la coliflor. Lavar y trozar. Dejar a un lado. Combinar la remolacha, lima, coliflor y rábanos en una juguera. Transferir a vasos y añadir la sal y agua. Agregar algunos cubos de hielo y servir inmediatamente.

Información nutricional por porción: Kcal: 135, Proteínas: 9.3g, Carbohidratos: 41g, Grasas: 1.2g

57. Jugo de Melón y Manzana

Ingredientes:

1 gajo grande de melón dulce

1 manzana Granny Smith pequeña, sin centro

2 tazas de arándanos

1 onza de agua de coco

1 cucharadita de extracto de vainilla

1 cucharada de menta, picada

Preparación:

Cortar el melón por la mitad. Remover las semillas y lavarlo. Cortar un gajo grande, pelarlo y cortarlo en cubos. Dejar a un lado.

Lavar la manzana y cortarla por la mitad. Remover el centro y trozar. Dejar a un lado.

Poner los arándanos en un colador grande. Lavar bajo agua fría y colar. Dejar a un lado.

Combinar el melón dulce, manzana y arándanos en una juguera. Pulsar.

Transferir a un vaso y añadir el agua de coco, extracto de vainilla y menta. Agregar hielo picado y servir inmediatamente.

Información nutricional por porción: Kcal: 263, Proteínas: 3.7g, Carbohidratos: 77.1g, Grasas: 1.5g

58. Jugo de Pomelo y Romero

Ingredientes:

3 pomelos grandes, sin piel

3 naranjas grandes, sin piel

1 limón grande, sin piel

½ cucharadita de romero fresco

Preparación:

Pelar el pomelo y naranjas. Trozarlos y dejar a un lado.

Pelar el limón y cortarlo por la mitad. Dejar a un lado.

Combinar los ingredientes en una juguera, y pulsar. Transferir a vasos y añadir cubos de hielo.

Rociar con romero fresco y servir inmediatamente.

Información nutricional por porción: Kcal: 140, Proteínas: 3.4g, Carbohidratos: 37.6g, Grasas: 0.1g

59.   Jugo de Zanahoria y Limón

Ingredientes:

3 zanahorias grandes

1 limón grande, sin piel

1 taza de frijoles verdes

1 taza de col rizada fresca, en trozos

1 pepino grande

1 cucharada de miel, raw

Preparación:

Lavar las zanahorias y cortar en rodajas gruesas. Dejar a un lado.

Pelar el limón y cortarlo por la mitad. Dejar a un lado.

Lavar la col rizada bajo agua fría, colar y dejar a un lado.

Lavar los frijoles verdes y ponerlos en una olla mediana. Agregar agua hasta cubrir y remojar por 2 horas. Dejar a un lado.

Procesar las zanahorias, limón, frijoles verdes, col rizada y pepino en una juguera.

Transferir a un vaso y añadir la miel. Refrigerar 5 minutos y servir.

Información nutricional por porción: Kcal: 239, Proteínas: 9.4g, Carbohidratos: 50g, Grasas: 1.8g

60.   Jugo de Lima y Remolacha

Ingredientes:

2 limas grandes, sin piel

1 taza de verdes de remolacha, en trozos

2 pepinos grandes, sin piel

1 taza de kale, en trozos

1 taza de perejil, en trozos

1 cucharada de jarabe de arce

½ taza de agua de coco pura, sin endulzar

Preparación:

Pelar las limas y cortarlas en cuartos.

Lavar los verdes de remolacha y trozar.

Lavar los pepinos y cortarlos en rodajas gruesas. Ponerlos en un tazón mediano y dejar a un lado.

Combinar el perejil y col rizada en un colador, y lavar bajo agua fría. Trozar y añadir al tazón.

Procesar las limas, verdes de remolacha, pepino, col rizada

y perejil en una juguera. Transferir a vasos y añadir el jarabe de arce y agua de coco.

Agregar hielo y servir inmediatamente.

Información nutricional por porción: Kcal: 139, Proteínas: 10.6g, Carbohidratos: 42.2g, Grasas: 1.9g

61. Jugo de Manzana y Naranja

Ingredientes:

1 manzana roja mediana, sin centro

1 naranja grande, sin piel

2 duraznos grandes, en trozos

1 nudo de jengibre, 1 pulgada

2 onzas de agua

Preparación:

Lavar la manzana y remover el centro. Trozar y dejar a un lado. Pelar la naranja y dividirla en gajos. Dejar a un lado.

Lavar los duraznos y cortarlos por la mitad. Remover los carozos y trozar. Dejar a un lado. Pelar la raíz de jengibre y dejar a un lado. Procesar la manzana, naranja, duraznos y jengibre en una juguera. Transferir a un vaso y añadir el agua. Agregar hielo o refrigerar antes de servir.

Información nutricional por porción: Kcal: 294, Proteínas: 5.6g, Carbohidratos: 85.8g, Grasas: 1.5g

62.   Jugo de Espárragos y Brócoli

Ingredientes:

4 varas medianas de espárragos, recortadas

1 brócoli grande

1 manzana verde grande, sin centro

3 tallos de apio grandes

Un puñado de perejil fresco

Preparación:

Lavar los espárragos y recortar las puntas. Trozar y dejar a un lado.

Lavar los tallos de apio y brócoli. Trozar y dejar a un lado.

Lavar la manzana y remover el centro. Trozar y dejar a un lado.

Lavar el perejil y picarlo. Poner en un tazón pequeño y añadir aceite de oliva. Dejar reposar 5 minutos.

Procesar los espárragos, brócoli, manzana y apio en una juguera. Transferir a vasos y añadir el perejil y aceite. Puede rociar con sal a gusto.

Servir inmediatamente.

Información nutricional por porción: Kcal: 134, Proteínas: 7.3g, Carbohidratos: 45.9g, Grasas: 1.7g

63.   Jugo de Mango y Manzana

Ingredientes:

1 taza de trozos de mango

1 manzana verde mediana, sin centro

1 taza de arándanos agrios

1 gajo grande de melón dulce, en trozos

1 taza de menta fresca

½ taza de agua caliente

Preparación:

Pelar y trozar el mango. Dejar a un lado.

Lavar la manzana y remover el centro. Trozar y dejar a un lado.

Poner los arándanos agrios en un colador, y lavar bajo agua fría. Colar y dejar a un lado.

Cortar el melón dulce por la mitad. Remover las semillas, cortar gajos grandes y pelarlos. Trozar y poner en un tazón. Reservar el resto en la nevera.

Combinar la menta con agua caliente y dejar reposar 5 minutos.

Procesar el mango, manzana, arándanos agrios, melón y menta en una juguera. Transferir a vasos y añadir el agua de la menta. Refrigerar 5 minutos antes de servir.

Información nutricional por porción: Kcal: 261, Proteínas: 4.3g, Carbohidratos: 79.1g, Grasas: 1.5g

64.   Jugo de Arándanos y Albahaca

Ingredientes:

1 taza de moras

1 taza de arándanos

1 taza de albahaca fresca

1 remolacha grande, recortada

2 onzas de agua de coco

Preparación:

Combinar las moras y arándanos en un colador, y lavar bajo agua fría. Dejar a un lado.

Lavar la albahaca y trozarla con las manos. Lavar la remolacha y recortar las puntas. Trozar y dejar a un lado. Combinar los arándanos, albahaca, moras y remolacha en una juguera, y pulsar. Transferir a vasos y añadir el agua de coco. Agregar hielo y servir inmediatamente.

Información nutricional por porción: Kcal: 142, Proteínas: 5.2g, Carbohidratos: 44.8g, Grasas: 1.5g

65.   Jugo de Berro y Albahaca

Ingredientes:

1 taza de berro, en trozos

1 taza de albahaca, en trozos

5 tomates ciruelas, por la mitad

1 pimiento verde grande

1 pepino grande

Un puñado de espinaca

Preparación:

Combinar el berro, albahaca y espinaca en un colador. Lavar bajo agua fría, colar y romper con las manos. Dejar a un lado.

Lavar los tomates ciruela y ponerlos en un tazón. Cortarlos por la mitad y reservar el jugo. Dejar a un lado.

Lavar el pimiento verde y cortarlo por la mitad. Remover las semillas y trozar. Dejar a un lado.

Lavar el pepino y cortarlo en rodajas gruesas. Dejar a un lado.

Procesar el berro, albahaca, tomates ciruela, espinaca, pimiento verde y pepino en una juguera. Transferir a un vaso y añadir la sal y agua.

Agregar hielo y servir.

Información nutricional por porción: Kcal: 112, Proteínas: 8.5g, Carbohidratos: 32.7g, Grasas: 1.5g

66.   Jugo de Naranja y Calabaza

Ingredientes:

1 naranja grande, sin piel

¼ cucharadita de especia de pastel de calabaza

2 zanahorias grandes

1 batata pequeña, sin piel

2 manzanas medianas, sin centro

Preparación:

Pelar la naranja y dividirla en gajos. Cortar cada gajo por la mitad y dejar a un lado.

Lavar las zanahorias y trozar.

Combinar los ingredientes en una juguera, y pulsar.

Transferir a un vaso y añadir algunos cubos de hielo.

Rociar con especia de pastel de calabaza y servir.

Información nutricional por porción: Kcal: 147, Proteínas: 2.1g, Carbohidratos: 35.4g, Grasas: 0.1g

OTROS TITULOS DE ESTE AUTOR

70 recetas De Comidas Efectivas Para Prevenir Y Resolver Sus Problemas De Sobrepeso: Queme Calorías Rápido Usando Dietas Apropiadas y Nutrición Inteligente

Por

Joe Correa CSN

48 Recetas De Comidas Para Eliminar El Acné: ¡El Camino Rápido y Natural Para Reparar Sus Problemas de Acné En 10 Días O Menos!

Por

Joe Correa CSN

41 Recetas De Comidas Para Prevenir el Alzheimer: ¡Reduzca El Riesgo de Contraer La Enfermedad de Alzheimer De Forma Natural!

Por

Joe Correa CSN

70 Recetas De Comidas Efectivas Para El Cáncer De Mama: Prevenga Y Combata El Cáncer De Mama Con una Nutrición Inteligente y Alimentos Poderosos

Por

Joe Correa CSN

* 9 7 8 1 6 3 5 3 1 7 6 1 9 *